Gymnastik für Halswirbelsäule, Schulter- und Brustbereich

zur Behandlung und Vorbeugung von Wirbelsäulenschäden

G. Dreher-Edelmann

247 Abbildungen

7 Übungen für jeden Tag
10-Minuten-Programme
Übungen für 30 Tage

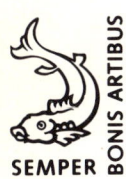

SEMPER BONIS ARTIBUS

Gustav Fischer · Stuttgart · Jena · New York · 1992

Anschrift der Autorin:

Gabriele Dreher-Edelmann
Krankengymnastin
Hafnerweg 2
D-7570 Baden-Baden

Anschrift des Grafikers:

Reiner Stolz
Stolzenbergstr. 13
D-7570 Baden-Baden

Die Deutsche Bibliothek — CIP-Einheitsaufnahme

Dreher-Edelmann, Gabriele:
Gymnastik für Halswirbelsäule, Schulter- und Brustbereich :
zur Behandlung und Vorbeugung von Wirbelsäulenschäden ;
7 Übungen für jeden Tag, 10-Minuten-Programme, Übungen für
30 Tage / G. Dreher-Edelmann. — Stuttgart ; Jena ; New York :
G. Fischer, 1992
  ISBN 3-437-00692-4

Gesetzt in der Optima 9/11 p auf Berthold Workstation,
gedruckt auf Albbruck Peromatt chlorfrei gebleicht, 100 g/m^2.
Satz: Typobauer Filmsatz, Ostfildern
Druck: Karl Grammlich, Pliezhausen
Einband: Clemens Maier, Leinfelden-Echterdingen
Umschlaggestaltung: Visuelle Kommunikation, K. Schmid, Stuttgart

Printed in Germany   0 1 2 3 4 5

Vorwort

Als Ergänzung zum Band «Wirbelsäulengymnastik» habe ich in diesem Buch Übungen mit dem Schwerpunkt für die Hals- und Brustwirbelsäule zusammengestellt.

Teilnehmer meiner Wirbelsäulenkurse freuen sich immer auf die Übungsstunden, in denen wir die Halswirbelsäule und den Schulterbereich trainieren. Ist dies doch der Bereich, der neben der Lendenwirbelsäule durch Überbelastung in Beruf, Sport und Hausarbeit am stärksten beansprucht wird.

Jeder, der Beschwerden in der Halswirbelsäule hat, kann mit diesem Übungsprogramm seine Hals- und Nackenmuskulatur stärken, den Kopf mit seinen $2\frac{1}{2}$ bis $3\frac{1}{2}$ kg besser tragen und somit seine Halswirbelsäule entlasten.

Wer zur Vorbeugung von Wirbelsäulenbeschwerden im Nacken- und Lendenbereich etwas tun möchte, übt am besten das 30-Tageprogramm von beiden Büchern nacheinander. So können Sie optimal Ihre Rumpfmuskulatur trainieren und geben Ihrer ganzen Wirbelsäule die wichtige Stabilisation und nötige Mobilisation.

Bei Beschwerden in der Lendenwirbelsäule üben Sie bitte mit dem Buch «Wirbelsäulengymnastik». Bei Beschwerden in der Halswirbelsäule üben Sie bitte mit diesem Buch.

Wenn Sie täglich 20 Minuten für das Übungsprogramm beider Bücher aufwenden können, wird sich Ihre Körperhaltung verbessern. Dies kann ich Ihnen auf Grund meiner langjährigen Berufserfahrung versichern. Sie können Rückenbeschwerden vorbeugen, Rückenschmerzen lindern und Ihre Bewegungsfreude steigern.

Bei Schmerzen beginnen Sie bitte erst dann mit den Übungen, wenn Sie das Programm mit Ihrem Arzt und einer Krankengymnastin durchgesprochen haben.

Ich wünsche jedem Übenden Geduld und Ausdauer, um den Erfolg seines Bemühens in schmerzfreier Bewegung nachempfinden zu können.

Kolleginnen, Kollegen, Übungsleiter, Turn- und Sportlehrer können ihr Wirbelsäulenprogramm mit den Übungen dieses Buches erweitern.

Wieder hat sich Herr Dr. med. Gerhard Himmerich, Arzt für Orthopädie/Chirotherapie, Baden-Baden Zeit genommen für die Durchsicht des Manuskripts. Ich möchte mich bei ihm ganz herzlich bedanken.

Herrn Reiner Stolz sage ich ein herzliches Dankeschön für seine Zeichnungen; wieder hat es Spaß gemacht, mit ihm zu arbeiten.

Auch dem Gustav Fischer Verlag sei Dank für die gute und freundliche Zusammenarbeit.

Der liegende oder stehende «**Anton**» trägt die Nummer der jeweiligen Übung.

Inhalt

Teil I

Übungen für 30 Tage

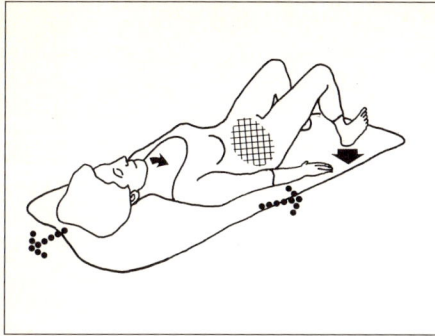

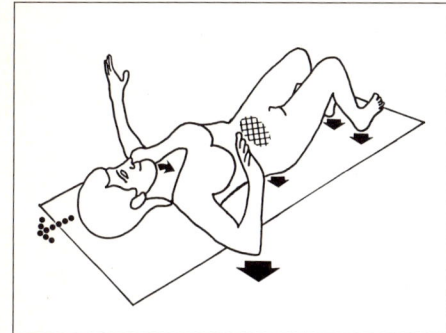

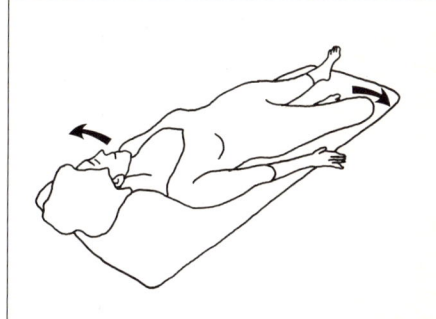

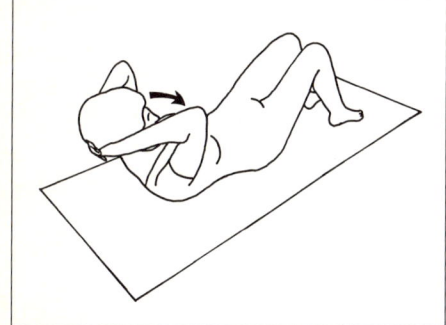

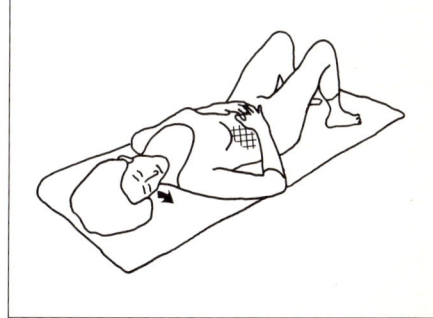

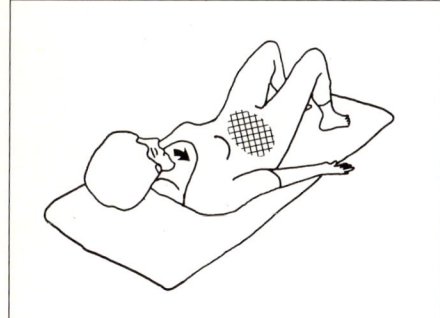

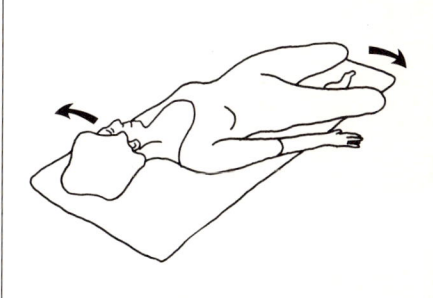

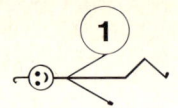

1. Übungstag

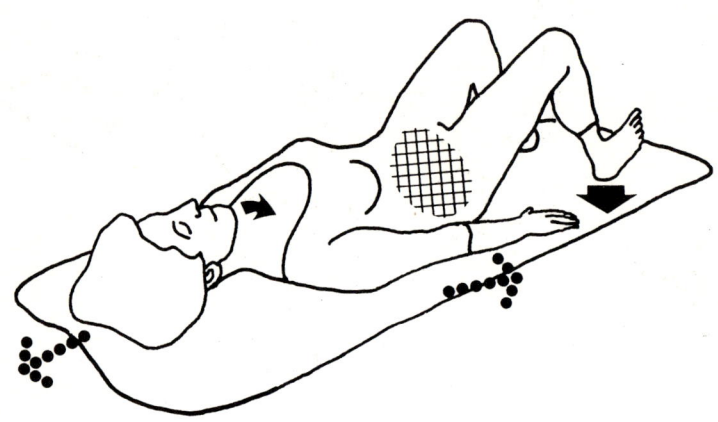

Ausgangsstellung:

Rückenlage
Beine gebeugt
Füße am Boden
Arme gestreckt leicht abgespreizt
neben dem Körper
Handflächen nach unten

Anzahl:

3mal wiederholen

Ausführung:

Bauchmuskeln spannen
Kreuz in den Boden drücken
Fersen in den Boden drücken
Hände am Boden in Richtung Füße
schieben
Kinn in Richtung Brust ziehen
nun: Kopf am Boden lang heraus-
dehnen
Spannung einen Augenblick halten
Spannung lösen

Aufpassen:

den Kopf nicht anheben
kein Doppelkinn drücken
weiteratmen

✕✕✕✕✕	spannen
▸	drücken
⋯▸	dehnen
↘	Bewegungsrichtung

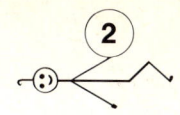
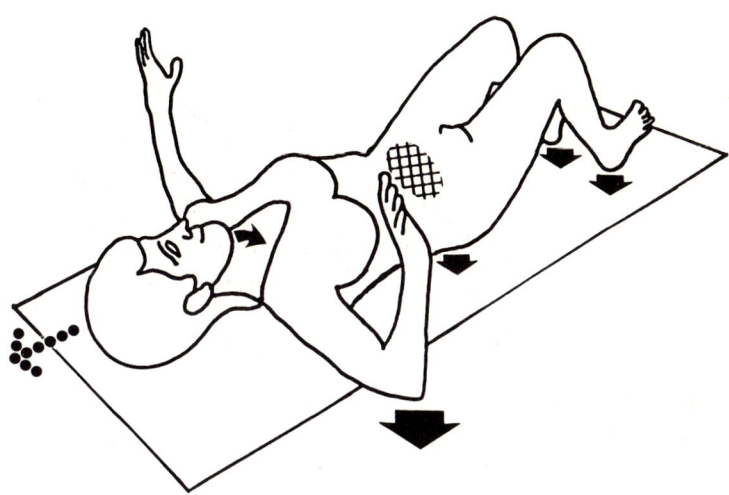

Ausgangsstellung:

Rückenlage
Beine gebeugt
Fersen am Boden
Arme gestreckt in Schulterhöhe
legen

Anzahl:

3mal wiederholen

✕✕✕✕✕	spannen
➤	drücken
••••➤	dehnen
➘	Bewegungsrichtung

Ausführung:

Bauchmuskeln spannen
Ellbogen beugen, Unterarme senk-
recht stellen
Kreuz in den Boden drücken
Fersen in den Boden drücken
Ellbogen in den Boden drücken
Kinn in Richtung Brust ziehen
nun: Kopf am Boden lang heraus-
dehnen
Spannung einen Augenblick halten
Spannung lösen

Aufpassen:

Hände bleiben locker, keine Faust
machen
den Kopf nicht anheben
kein Doppelkinn drücken
weiteratmen

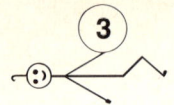

1. Übungstag

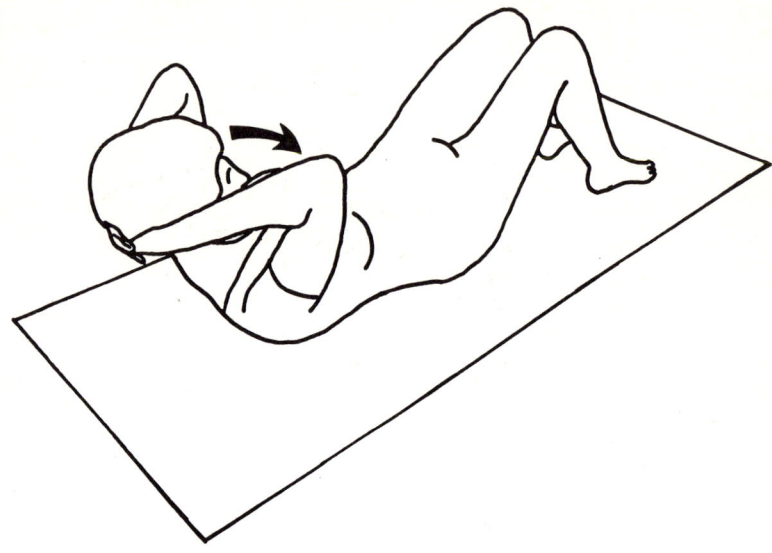

Ausgangsstellung:

Rückenlage
Beine gebeugt
Füße am Boden
Hände unter dem Kopf

Anzahl:

3mal wiederholen

Ausführung:

Kopf mit den Händen in Richtung
Brust ziehen
dabei die Halsmuskulatur leicht
dehnen
nun: den Kopf leicht in die Hände
drücken und zurücklegen
Spannung lösen

Aufpassen:

beim Dehnen den Kopf mit seinem
ganzen Gewicht in die Hände
geben
vorsichtig dehnen
weiteratmen

 Bewegungsrichtung

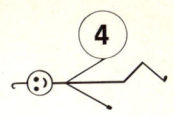

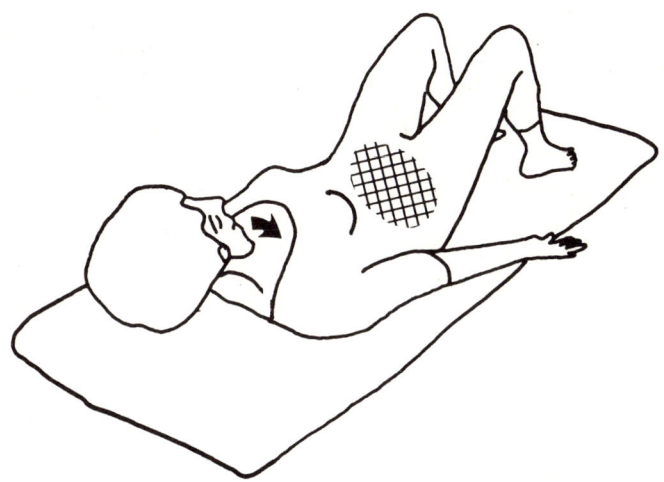

Ausgangsstellung:

Rückenlage
Beine gebeugt
Füße am Boden
Arme gestreckt leicht abgespreizt
neben dem Körper
Handflächen nach oben

Anzahl:

3mal wiederholen

Ausführung:

Bauchmuskeln spannen
Kreuz in den Boden drücken
Kinn in Richtung Brust ziehen
nun: Kopf anheben, auf den Bauch
schauen
Spannung einen Augenblick halten
Kopf langsam zurücklegen
Spannung lösen

Aufpassen:

nur den Kopf anheben
Schultern bleiben liegen
weiteratmen

  spannen

Bewegungsrichtung

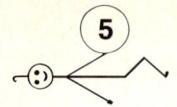
1. Übungstag

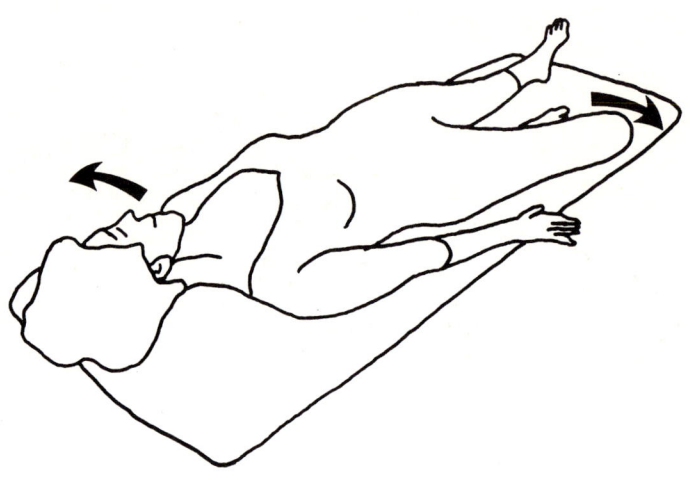

Ausgangsstellung:

Rückenlage
Beine gestreckt
Arme gestreckt leicht abgespreizt
neben dem Körper
Handflächen nach unten

Anzahl:

2mal jedes Bein üben

Ausführung:

rechtes Bein beugen, Fuß auf den
Boden neben das linke Knie stellen
nun: rechtes Bein langsam spreizen
und gleichzeitig den Kopf langsam
nach links drehen
den Kopf zur Mittelstellung zurückdrehen und gleichzeitig das Bein aufrichten
das Bein strecken
Spannung lösen

Aufpassen:

den Kopf nicht anheben
beide Bewegungen langsam und
miteinander üben
weiteratmen

    Bewegungsrichtung

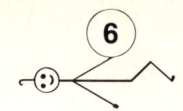
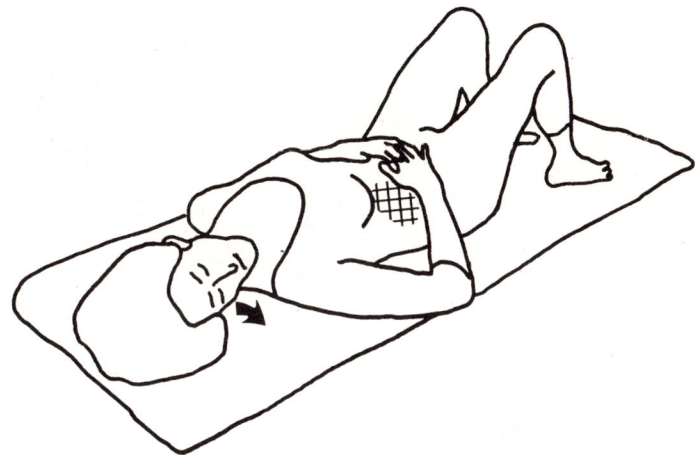

Ausgangsstellung:

Rückenlage
Beine gebeugt
Füße am Boden
Hände auf dem Bauch

Anzahl:

4mal den Kopf zu jeder Seite
drehen

 spannen

Bewegungsrichtung

Ausführung:

Bauchmuskeln spannen
Kreuz in den Boden drücken
Kopf langsam nach rechts drehen
Kopf zur Mitte zurückdrehen
Kopf langsam nach links drehen
Kopf zur Mitte zurückdrehen
nun: den Kopf nach rechts drehen
einen Augenblick diese Position hal-
ten, bis 5 zählen
Kopf zur Mitte zurückdrehen
Kopf nach links drehen
einen Augenblick diese Position hal-
ten, bis 5 zählen
Kopf zur Mitte zurückdrehen
Spannung lösen

Aufpassen:

den Kopf nicht anheben
den Kopf langsam drehen, ohne Kraft
weiteratmen

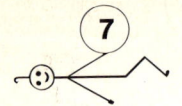

1. Übungstag

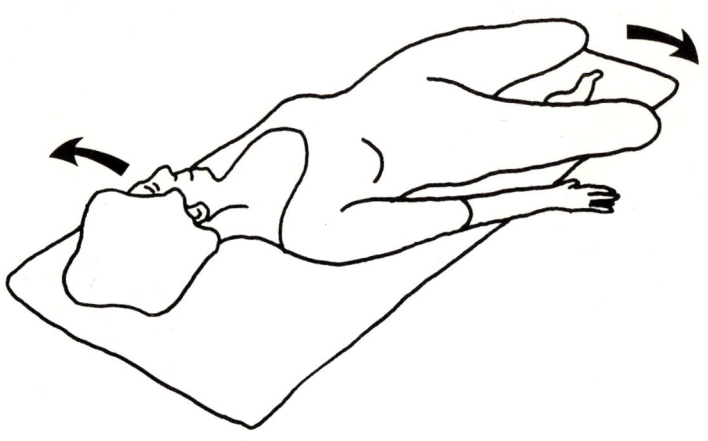

Ausgangsstellung:

Rückenlage
Beine gebeugt
Füße am Boden
Arme gestreckt leicht abgespreizt
neben dem Körper
Handflächen nach unten

Anzahl:

einige Male wiederholen

Ausführung:

die gebeugten Beine vorsichtig und
langsam zusammen nach rechts und
links zur Seite senken
den Kopf entgegengesetzt zur Seite
bewegen

Aufpassen:

den Kopf nicht anheben
beide Schultern bleiben am Boden

↱   Bewegungsrichtung

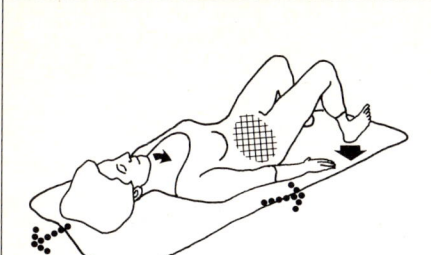

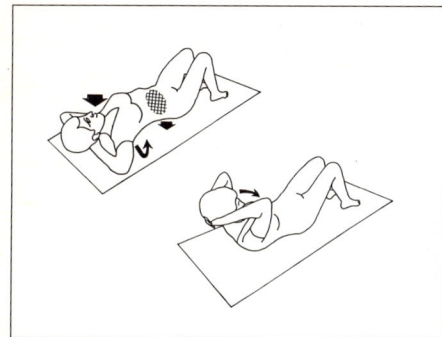

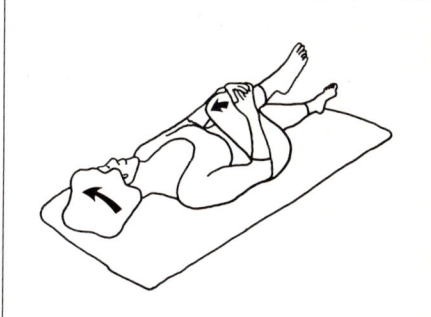

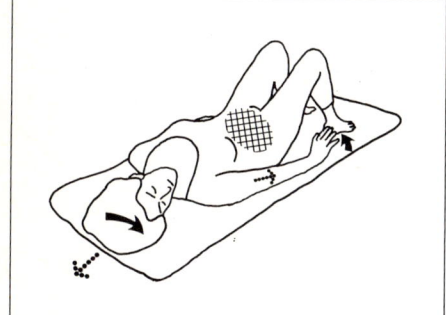

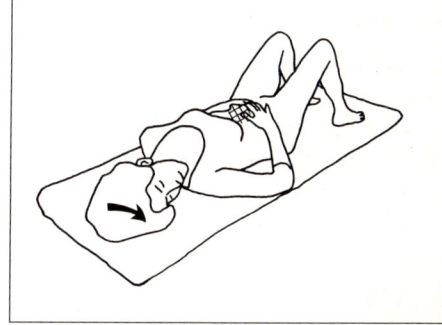

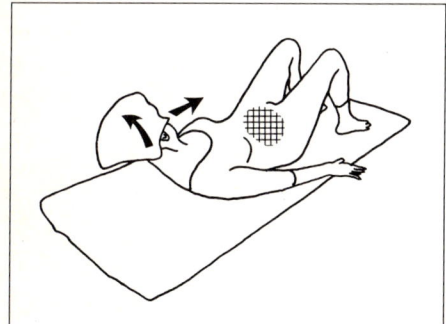

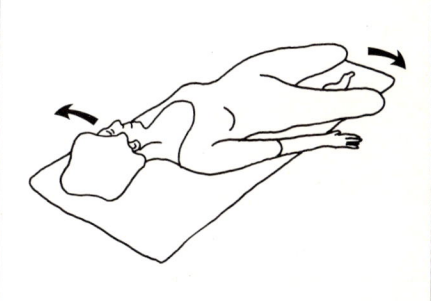

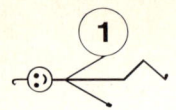

2. Übungstag

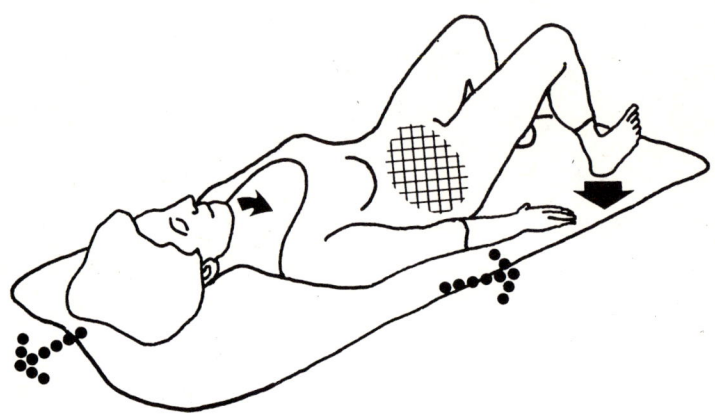

Ausgangsstellung:

Rückenlage
Beine gebeugt
Füße am Boden
Arme gestreckt leicht abgespreizt
neben dem Körper
Handflächen nach unten

Anzahl:

3mal wiederholen

Ausführung:

Bauchmuskeln spannen
Kreuz in den Boden drücken
Fersen in den Boden drücken
Hände am Boden in Richtung Füße
schieben
Kinn in Richtung Brust ziehen
nun: Kopf am Boden lang heraus-
dehnen
Spannung einen Augenblick halten
Spannung lösen

Aufpassen:

den Kopf nicht anheben
kein Doppelkinn drücken
weiteratmen

✕✕✕✕✕✕	spannen
➤	drücken
••••➤	dehnen
�’	Bewegungsrichtung

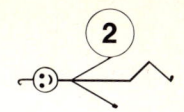
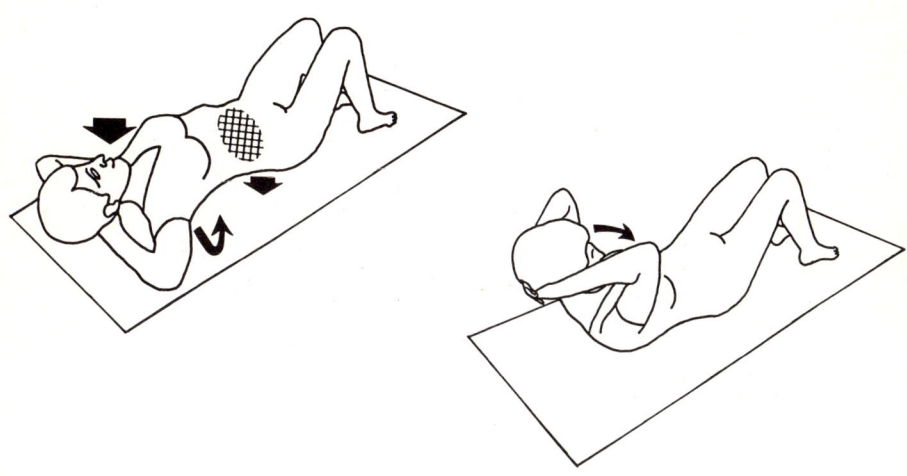

Ausgangsstellung:

Rückenlage
Beine gebeugt
Füße am Boden
Hände unter dem Kopf

Anzahl:

3mal wiederholen

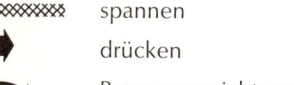 spannen

➤ drücken

↰ Bewegungsrichtung

Ausführung:

Schulterblätter an die Wirbelsäule
ziehen, spüren, wie der Rücken hohl
wird
nun: Bauchmuskeln spannen
Kreuz in den Boden drücken
Spannung ein paar Sekunden halten
Spannung lösen
Kopf mit den Händen nach vorn in
Richtung Brust ziehen
dabei die Halsmuskeln leicht
dehnen
Kopf langsam zurücklegen
Spannung lösen

Aufpassen:

den Kopf mit seinem ganzen
Gewicht in die Hände geben
vorsichtig dehnen
weiteratmen

11

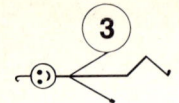

2. Übungstag

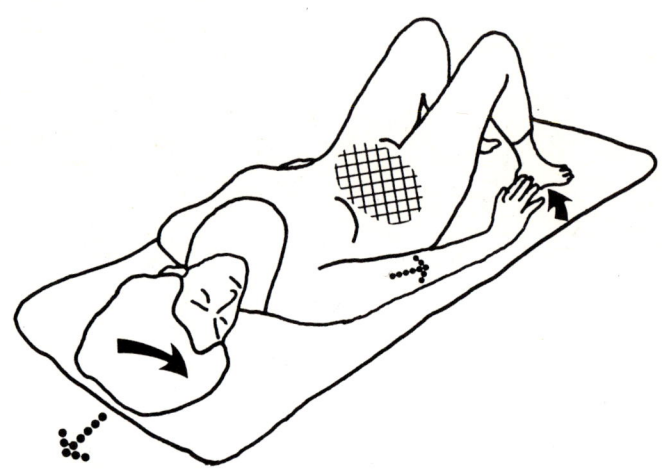

Ausgangsstellung:

Rückenlage
Beine gebeugt
Füße am Boden
Arme gestreckt leicht abgespreizt
neben dem Körper
Handflächen nach unten

Anzahl:

2mal zu jeder Seite üben

Ausführung:

Bauchmuskeln spannen
Kreuz in den Boden drücken
rechte Hand in Richtung Unterarm
ziehen
Kopf am Boden lang herausdehnen
Kopf nach rechts drehen
nun: die rechte Hand am Boden in
Richtung rechten Fuß schieben
Spannung einen Augenblick halten
Spannung lösen

Aufpassen:

den Kopf nicht anheben
weiteratmen

⬚⬚⬚⬚⬚⬚   spannen

••••⫸   dehnen

➘   Bewegungsrichtung

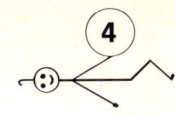
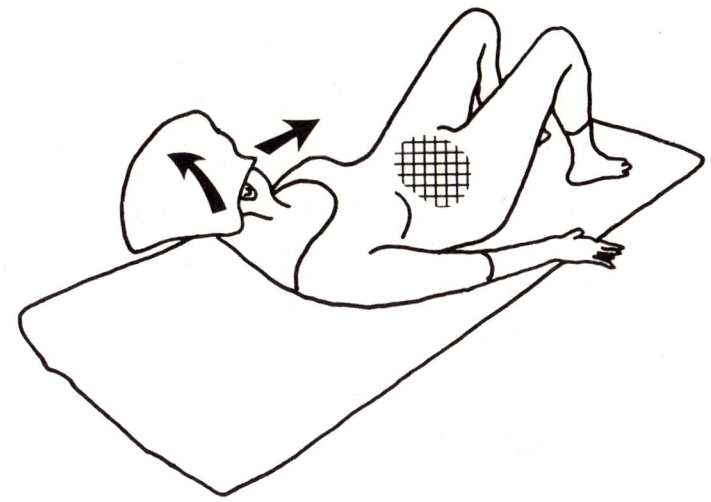

Ausgangsstellung:

Rückenlage
Beine gebeugt
Füße am Boden
Arme gestreckt leicht abgespreizt
neben dem Körper
Handflächen nach unten

Anzahl:

2mal zu jeder Seite üben

Ausführung:

Bauchmuskeln spannen
Kreuz in den Boden drücken
nun: Kopf anheben, Kopf nach links
drehen, zur linken Hand schauen
Spannung einen Augenblick halten
Kopf zurückdrehen und zurücklegen
Spannung lösen

Aufpassen:

nur den Kopf anheben
Schultern bleiben liegen
weiteratmen

〰〰〰〰   spannen

➘   Bewegungsrichtung

➡   Bewegungsrichtung

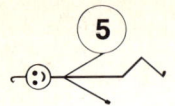
2. Übungstag

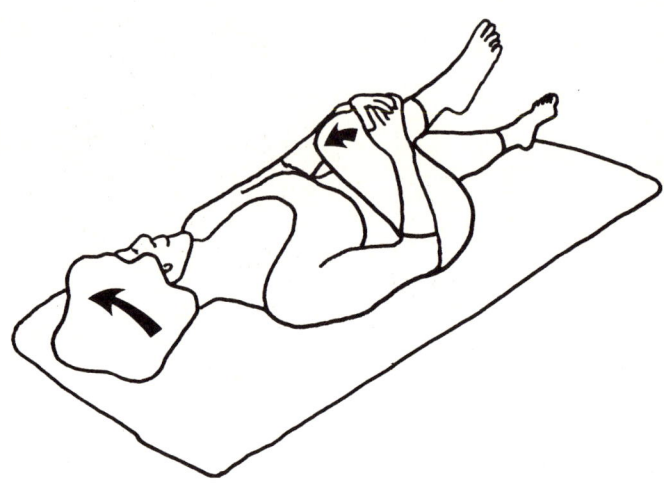

Ausgangsstellung:

Rückenlage
Beine gestreckt
Arme gestreckt leicht abgespreizt
neben dem Körper
Handflächen nach unten

Anzahl:

2mal jedes Bein üben

Ausführung:

rechtes Bein an den Bauch heranbeugen
beide Hände umfassen das Knie
bei Kniebeschwerden: das Bein in
der Kniekehle fassen
nun: das Knie langsam zur Brust heranbeugen und gleichzeitig den Kopf
langsam nach links drehen
einen Augenblick die Position halten
den Kopf zur Mittelstellung zurückdrehen
das Knie loslassen
das Bein strecken
Spannung lösen

Aufpassen:

beide Bewegungen langsam und
miteinander üben
weiteratmen

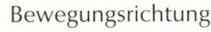 Bewegungsrichtung

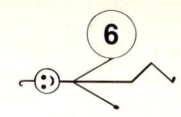

2. Übungstag

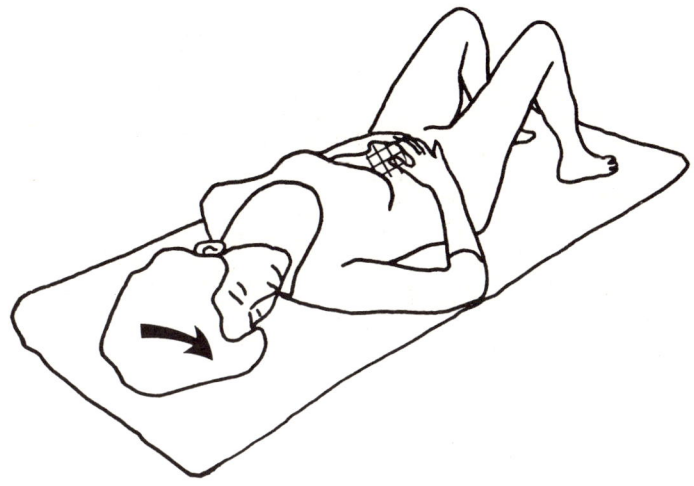

Ausgangsstellung:

Rückenlage
Beine gebeugt
Füße am Boden
Hände auf dem Bauch

Anzahl:

2mal zu jeder Seite üben

Ausführung:

Bauchmuskeln spannen
Kreuz in den Boden drücken
den Kopf langsam nach rechts
drehen
wenn möglich so weit, bis das Ohr
den Boden berührt
nun: den Kopf auf dem Ohr am
Boden zur Mitte zurückziehen
den Kopf zur Mittelstellung zurückdrehen
Spannung lösen

Aufpassen:

den Kopf nicht anheben
den Kopf nicht mit Gewalt auf das
Ohr drehen
weiteratmen

     spannen

　　　　　Bewegungsrichtung

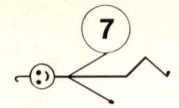

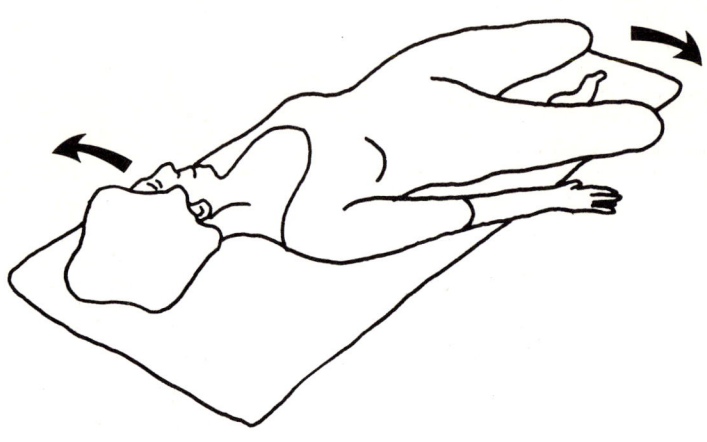

2. Übungstag

Ausgangsstellung:

Rückenlage
Beine gebeugt
Füße am Boden
Arme gestreckt leicht abgespreizt
neben dem Körper
Handflächen nach unten

Anzahl:

einige Male wiederholen

Ausführung:

die gebeugten Beine vorsichtig und
langsam zusammen nach rechts und
links zur Seite senken
den Kopf entgegengesetzt zur Seite
bewegen

Aufpassen:

den Kopf nicht anheben
beide Schultern bleiben am Boden

Bewegungsrichtung

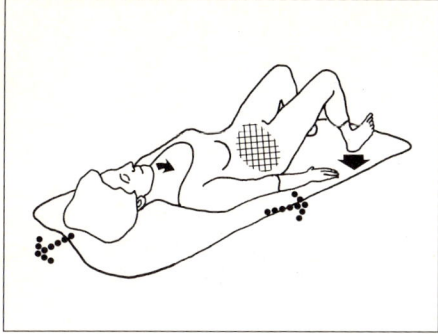

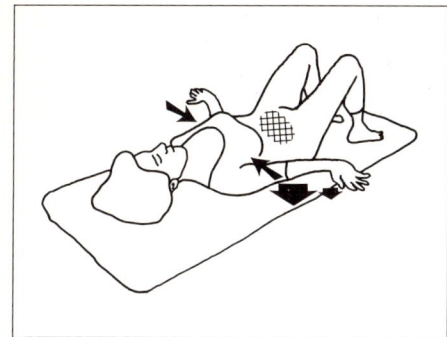

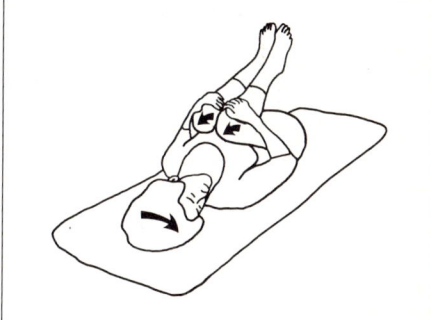

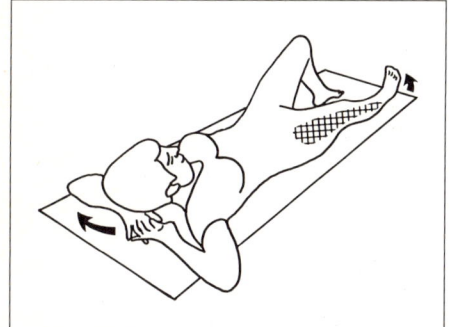

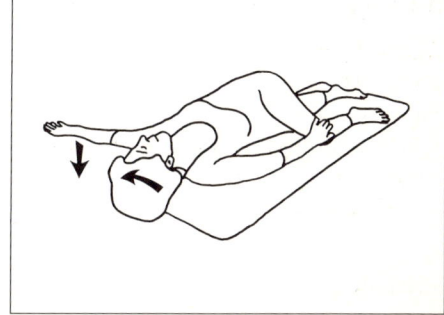

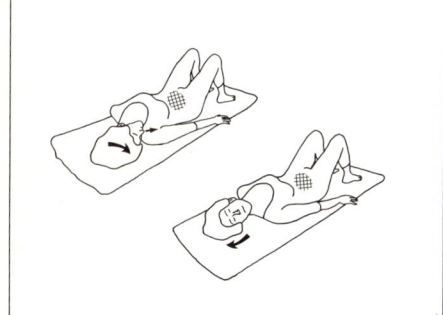

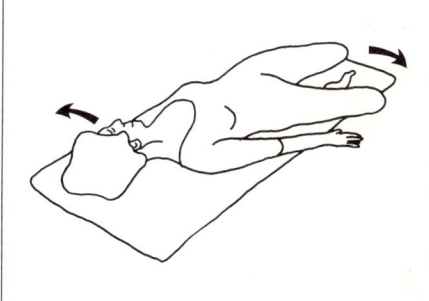

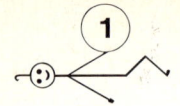

3. Übungstag

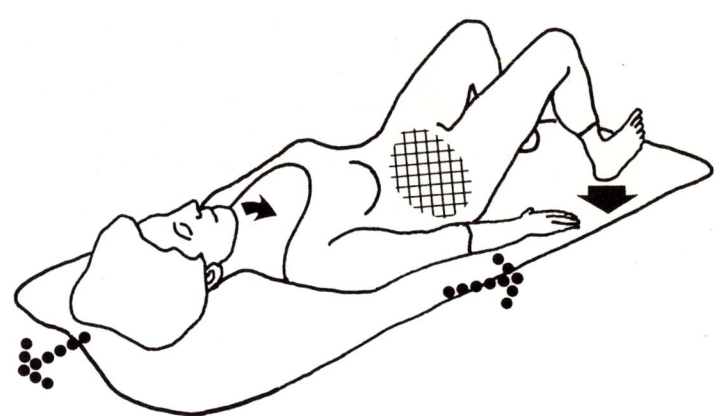

Ausgangsstellung:

Rückenlage
Beine gebeugt
Füße am Boden
Arme gestreckt leicht abgespreizt
neben dem Körper
Handflächen nach unten

Anzahl:

3mal wiederholen

Ausführung:

Bauchmuskeln spannen
Kreuz in den Boden drücken
Fersen in den Boden drücken
Hände am Boden in Richtung Füße
schieben
Kinn in Richtung Brust ziehen
nun: Kopf am Boden lang heraus-
dehnen
Spannung einen Augenblick halten
Spannung lösen

Aufpassen:

den Kopf nicht anheben
kein Doppelkinn drücken
weiteratmen

✗✗✗✗✗	spannen
▶	drücken
┅┅➤	dehnen
↘	Bewegungsrichtung

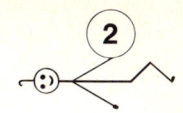
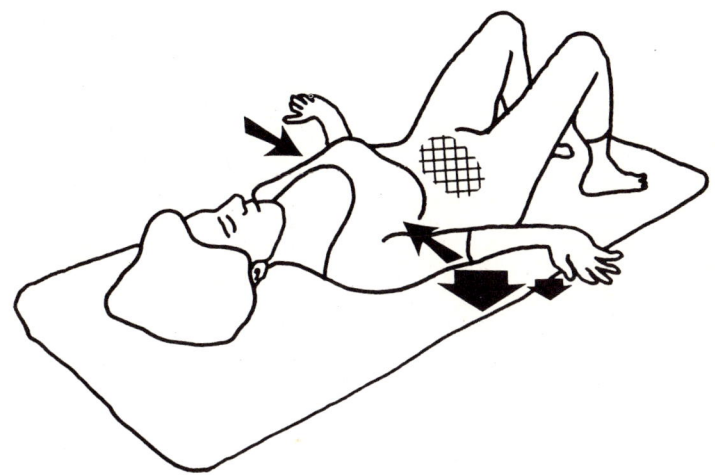

Ausgangsstellung:

Rückenlage
Beine gebeugt
Füße am Boden
Arme gestreckt leicht abgespreizt
neben dem Körper
Handflächen nach unten

Anzahl:

3mal wiederholen

Ausführung:

Bauchmuskeln spannen
Kreuz in den Boden drücken
Arme im Ellbogen beugen
nun: Ellbogen gegen den Körper
drücken
Unterarme und Hände zur Seite
zum Boden drücken
Spannung einen Augenblick halten
Spannung lösen

Aufpassen:

das Kreuz am Boden halten
weiteratmen

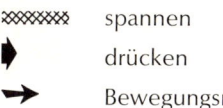 spannen

drücken

Bewegungsrichtung

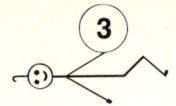

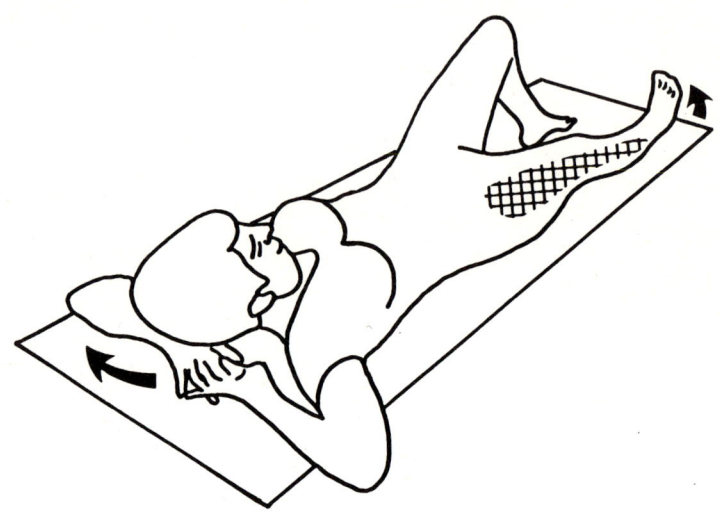

Ausgangsstellung:

Rückenlage
ein Bein gebeugt
das andere Bein gestreckt
beide Hände unter dem Kopf

Anzahl:

3mal jedes Bein üben

Ausführung:

Fußspitze vom gestreckten Bein
hochziehen
nun: Kopf anheben, Hände bleiben
am Boden liegen
Fußspitze ansehen
Kopf langsam zurücklegen
Spannung lösen

Aufpassen:

weiteratmen

   spannen

↘   Bewegungsrichtung

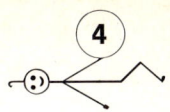
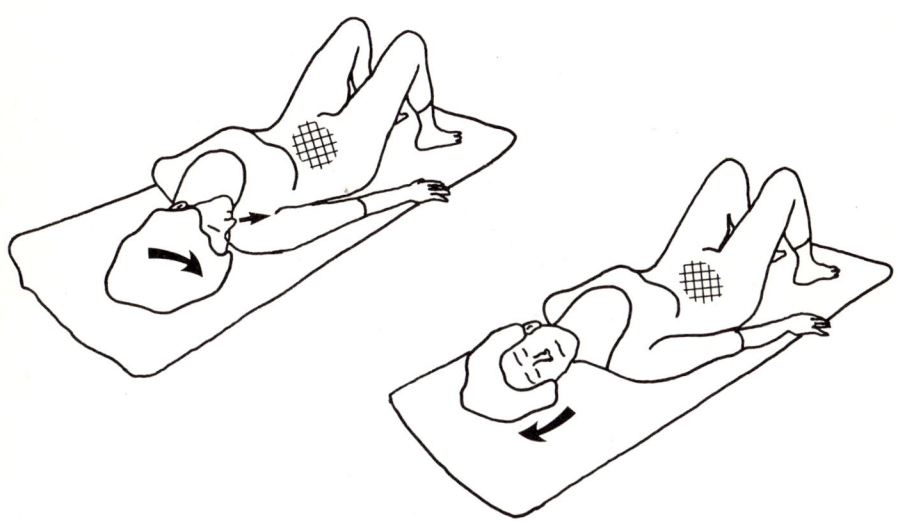

Ausgangsstellung:

Rückenlage
Beine gebeugt
Füße am Boden
Arme gestreckt leicht abgespreizt
neben dem Körper
Handflächen nach unten

Anzahl:

2mal zu jeder Seite üben

Ausführung:

Bauchmuskeln spannen
Kreuz in den Boden drücken
Kopf langsam nach rechts drehen
Nase zur Schulter senken
nun: die Nase nach rechts oben
führen
der Kopf wird am Boden bewegt
einen Augenblick diese Position
halten
den Kopf langsam zur Mittelstellung
zurückdrehen
Spannung lösen

Aufpassen:

den Kopf nicht anheben
weiteratmen

  spannen

↘ Bewegungsrichtung

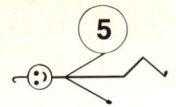

3. Übungstag

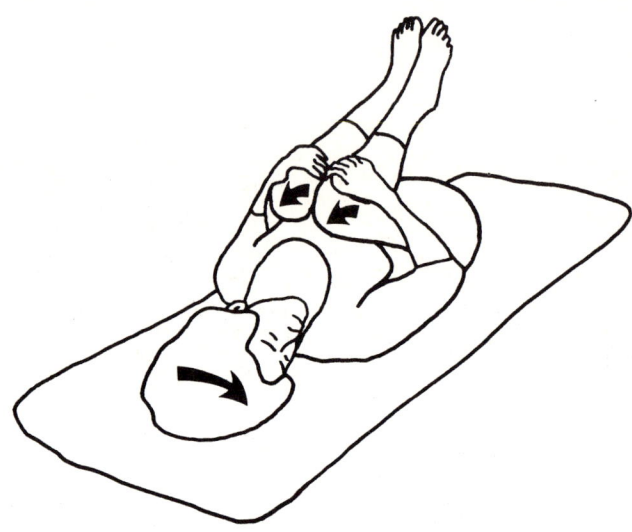

Ausgangsstellung:

Rückenlage
Beine gebeugt
Arme gestreckt leicht abgespreizt
neben dem Körper
Handflächen nach unten

Anzahl:

2mal zu jeder Seite üben

Ausführung:

beide Knie an den Bauch heranbeugen
beide Hände umfassen die Knie
bei Kniebeschwerden: die Beine in
den Kniekehlen fassen
nun: beide Knie langsam zur Brust
heranbeugen und gleichzeitig den
Kopf nach rechts drehen
einen Augenblick diese Position
halten
zurück zur Ausgangsstellung
Spannung lösen

Aufpassen:

beide Bewegungen langsam und
miteinander üben
weiteratmen

  Bewegungsrichtung

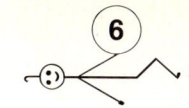
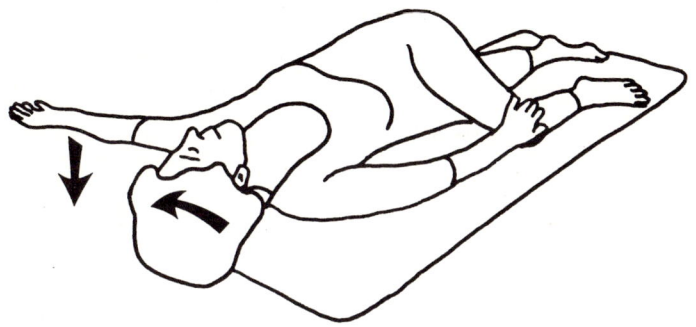

Ausgangsstellung:

Seitlage rechts
Beine gestreckt

Anzahl:

2mal jede Seite üben

Ausführung:

Dehnübung:
linkes Bein beugen
das Knie mit der rechten Hand am
Boden halten
den linken Arm nach hinten führen
und mit der Schulter langsam zum
Boden senken
den Kopf nach links zur Seite mitdrehen
einen Augenblick die Position halten
nun: das gebeugte Bein loslassen
das Bein strecken, auf den Rücken
rollen, den linken Arm an den Körper zurückführen

Aufpassen:

langsam in die Dehnung hinein-
gleiten
weiteratmen

 Bewegungsrichtung
Bewegungsrichtung

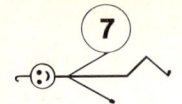
3. Übungstag

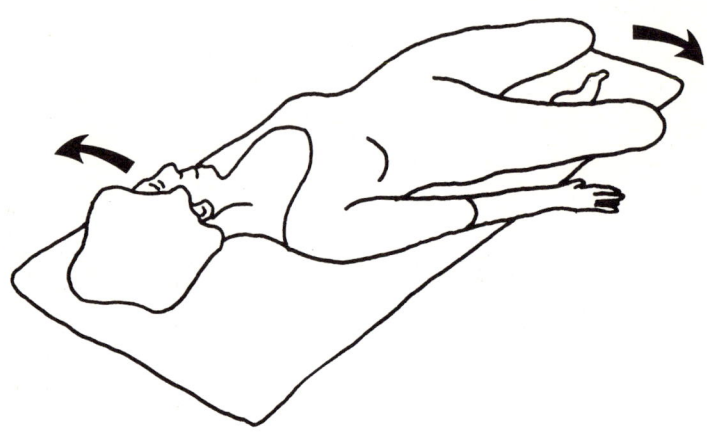

Ausgangsstellung:

Rückenlage
Beine gebeugt
Füße am Boden
Arme gestreckt leicht abgespreizt
neben dem Körper
Handflächen nach unten

Anzahl:

einige Male wiederholen

Ausführung:

die gebeugten Beine vorsichtig und
langsam zusammen nach rechts und
links zur Seite senken
den Kopf entgegengesetzt zur Seite
bewegen

Aufpassen:

den Kopf nicht anheben
beide Schultern bleiben am Boden

Bewegungsrichtung

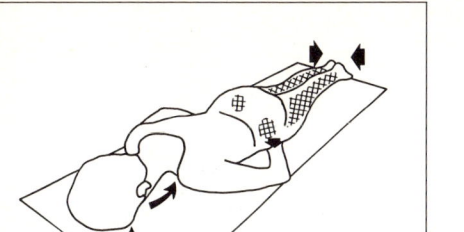

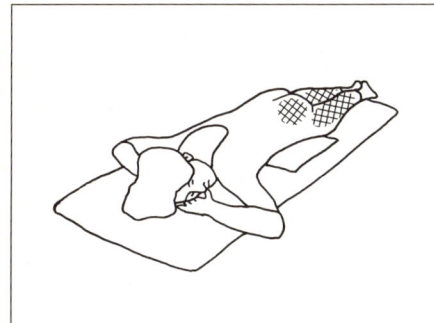

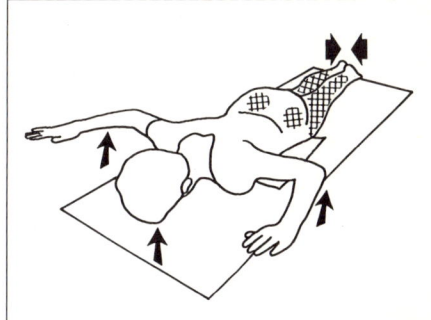

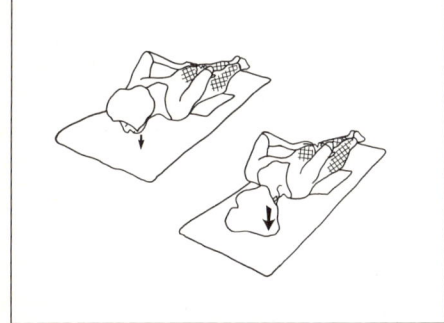

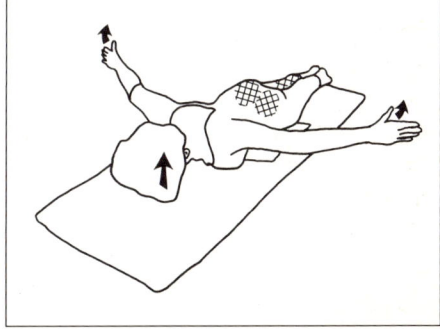

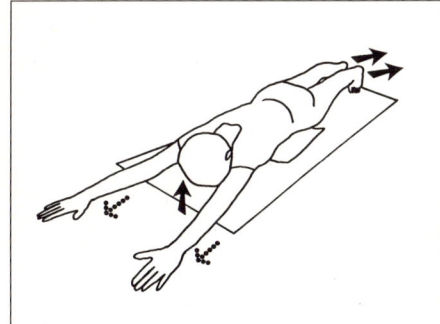

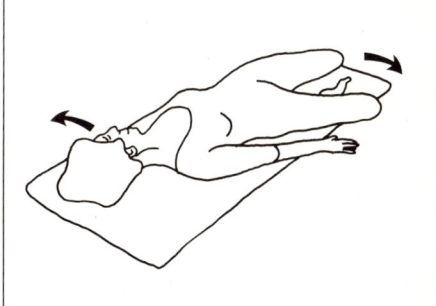

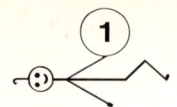

4. Übungstag

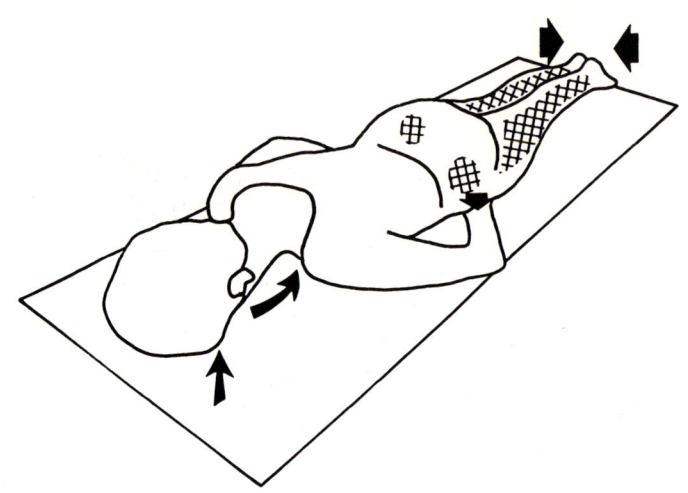

Ausgangsstellung:

Bauchlage
Beine gestreckt
Füße liegen auf den Fußrücken am Boden
die Arme liegen gestreckt neben dem Körper
die Stirn liegt am Boden

Anzahl:

3mal wiederholen

Ausführung:

beide Hände unter die Leisten legen
beide Füße aneinanderdrücken
Beine spannen
Gesäßmuskeln spannen
die Leisten in die Hände drücken
Bauch einziehen
nun: Kopf anheben und Kinn in Richtung Brust ziehen
einen Augenblick diese Position halten
Spannung langsam lösen

Aufpassen:

weiteratmen

░░░░░	spannen
▶	drücken
⤵	Bewegungsrichtung
→	Bewegungsrichtung

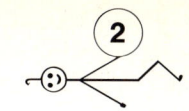
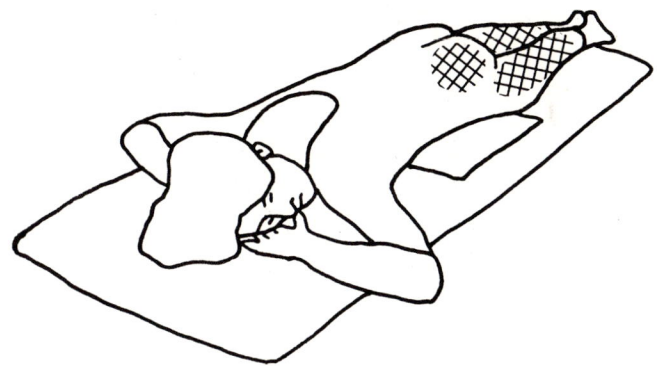

Ausgangsstellung:

Bauchlage
Kissen unter dem Bauch
Beine gestreckt
Hände liegen unter der Stirn am
Boden
die Fingerspitzen berühren sich

Anzahl:

3mal zu jeder Seite üben

Ausführung:

Beine spannen
Gesäßmuskeln spannen
nun: den Kopf anheben und drehen
das rechte Ohr auf die Finger legen
einen Augenblick diese Position
halten
den Kopf auf die Stirn zurücklegen
Spannung lösen

Aufpassen:

den Kopf ruhig drehen
weiteratmen

XXXXXXX   spannen

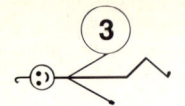

4. Übungstag

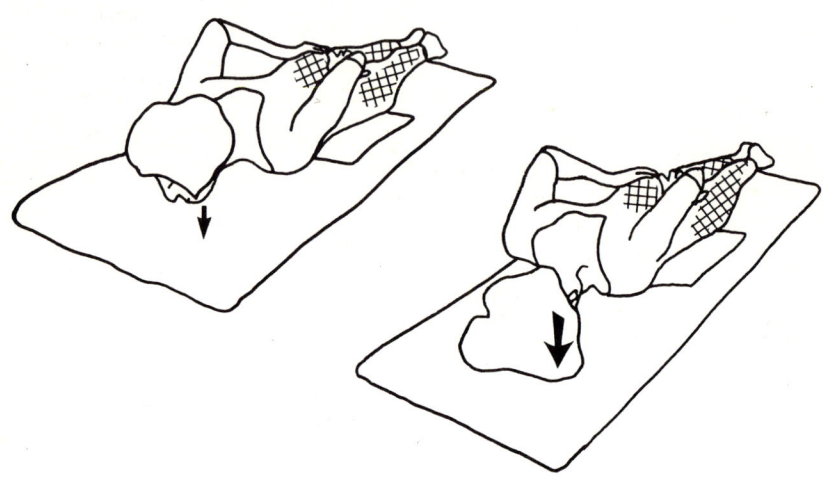

Ausgangsstellung:

Bauchlage
Kissen unter dem Bauch
Beine gestreckt
Hände auf dem Gesäß
die Stirn liegt am Boden

Anzahl:

3mal jede Position üben

Ausführung:

Beine spannen
Gesäßmuskeln spannen
nun: Kopf anheben
das Kinn zum Boden senken
Kopf anheben
die Stirn zum Boden senken
Spannung lösen

Aufpassen:

den Kopf langsam heben
weiteratmen

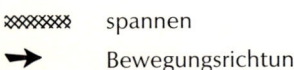 spannen

➡ Bewegungsrichtung

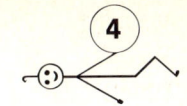
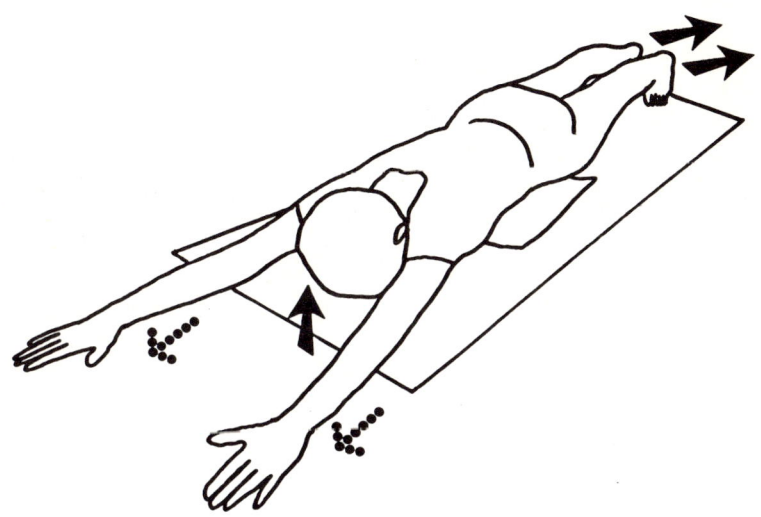

Ausgangsstellung:

Bauchlage
Kissen unter dem Bauch
Beine gestreckt
die Zehen stehen gebeugt am
Boden
beide Arme liegen gestreckt nach
vorn am Boden

Anzahl:

3mal wiederholen

Ausführung:

Dehnübung:
beide Fersen nach unten ziehen
die Knie heben vom Boden ab
die Beine sind gestreckt
nun: beide Arme gestreckt am
Boden lang herausschieben
Kopf nasefrei vom Boden abheben
Blick bleibt zum Boden gerichtet
mit der Einatmung dehnen
mit der Ausatmung lösen

Aufpassen:

vorsichtig dehnen

••••⇢   dehnen
➔   Bewegungsrichtung

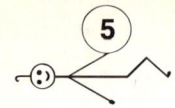

4. Übungstag

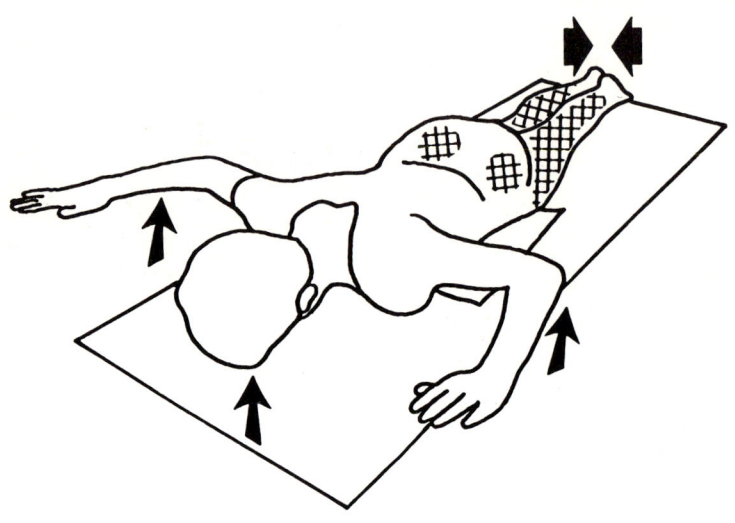

Ausgangsstellung:

Bauchlage
Kissen unter dem Bauch
Beine gestreckt
Füße liegen auf den Fußrücken am Boden
beide Arme in U-Halte: Arme liegen in Schulterbreite, die Unterarme sind rechtwinklig angebeugt

Anzahl:

3mal wiederholen

xxxxxxx spannen

▶ drücken

➤ Bewegungsrichtung

Ausführung:

beide Füße aneinanderdrücken
Beine spannen
Gesäßmuskeln spannen
Bauch einziehen
nun: beide Arme in U-Halte anheben
Kopf nasefrei vom Boden abheben
Blick bleibt zum Boden gerichtet
einen Augenblick diese Position halten
Spannung langsam lösen

Aufpassen:

Arme nur in Schulterhöhe anheben
zum Boden schauen
weiteratmen

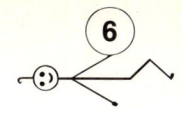
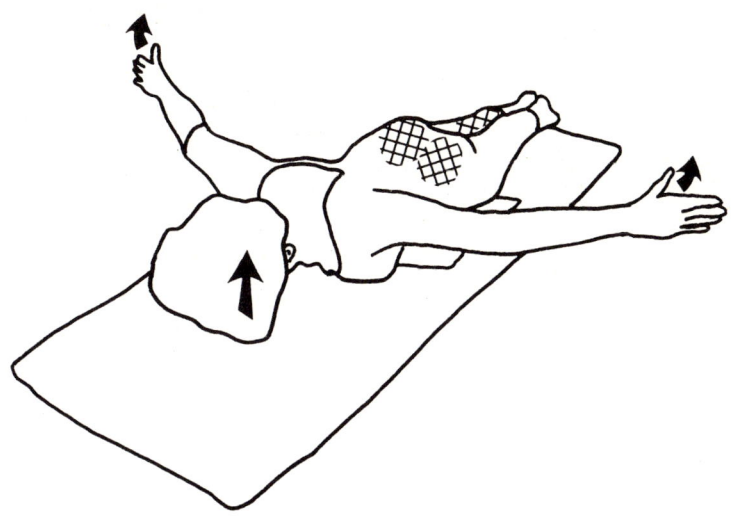

Ausgangsstellung:

Bauchlage
Kissen unter dem Bauch
Beine gestreckt
Hände liegen unter der Stirn

Anzahl:

3mal wiederholen

XXXXXXX   spannen

     Bewegungsrichtung

     Bewegungsrichtung

Ausführung:

Beine spannen
Gesäßmuskeln spannen
Kopf und Arme anheben
Blick bleibt zum Boden gerichtet
nun: Arme in Körperhöhe zur Seite
strecken
Daumen nach oben drehen
einen Augenblick diese Position
halten
Arme zurückdrehen
Hände unter die Stirn nehmen
Kopf zurücklegen
Spannung lösen

Aufpassen:

Arme nur in Schulterhöhe anheben
zum Boden schauen
weiteratmen

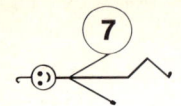

4. Übungstag

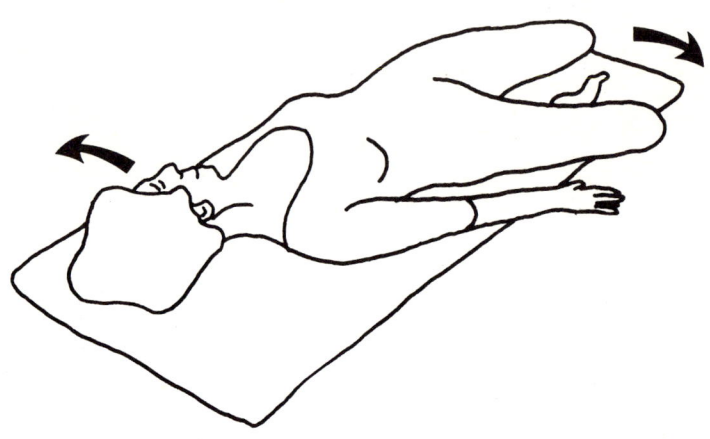

Ausgangsstellung:

Rückenlage
Beine gebeugt
Füße am Boden
Arme gestreckt leicht abgespreizt
neben dem Körper
Handflächen nach unten

Anzahl:

einige Male wiederholen

Ausführung:

die gebeugten Beine vorsichtig und
langsam zusammen nach rechts und
links zur Seite senken
den Kopf entgegengesetzt zur Seite
bewegen

Aufpassen:

den Kopf nicht anheben
beide Schultern bleiben am Boden

Bewegungsrichtung

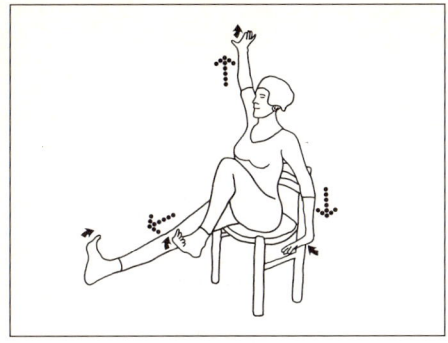

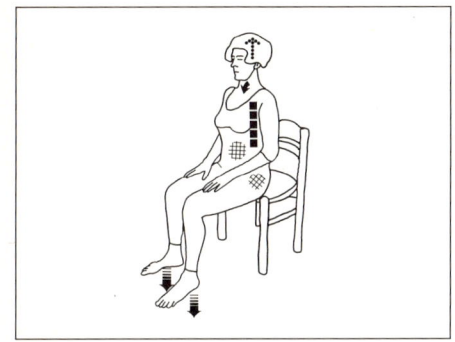

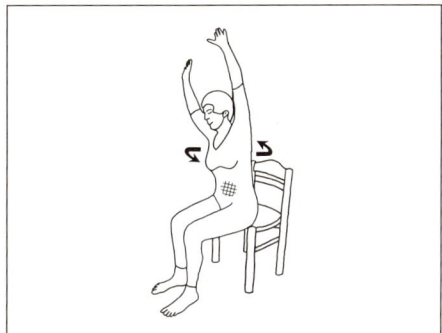

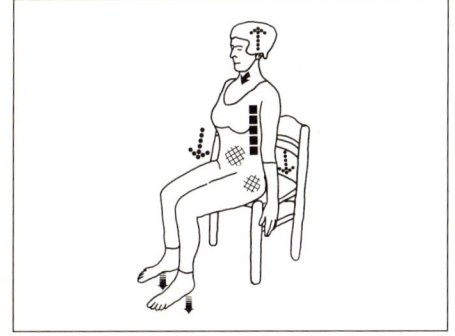

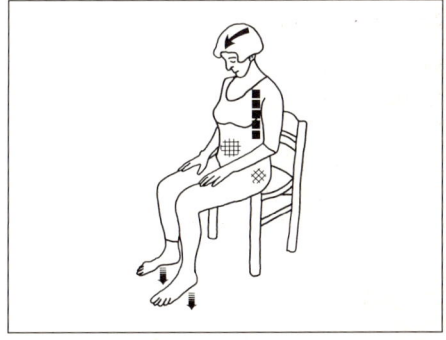

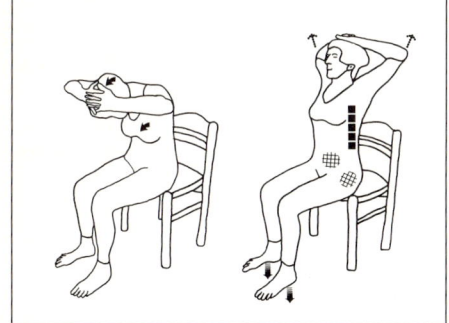

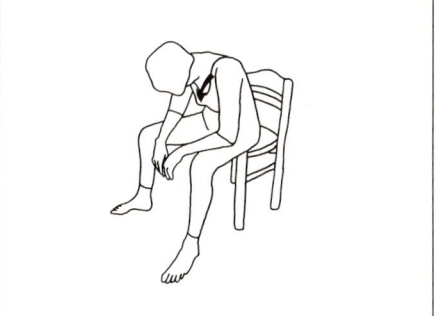

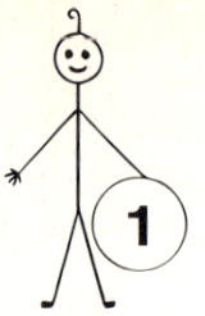

5. Übungstag

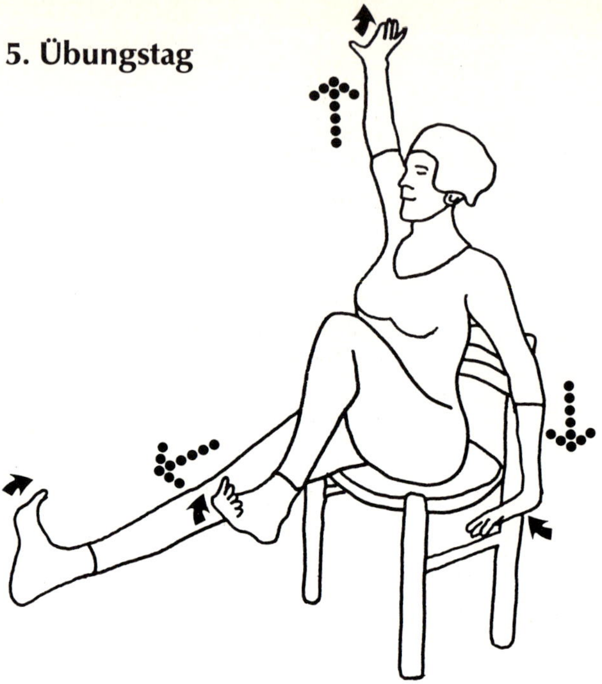

Ausgangsstellung:

Sitz auf dem Stuhl
Arme hängen neben dem Körper

Anzahl:

einige Male üben

Ausführung:

Arme und Beine entgegengesetzt bewegen:
linkes Bein beugen, Fußspitze hochziehen
rechten Arm nach oben strecken
Handfläche ist zur Decke gerichtet
rechtes Bein vorstrecken, Fußspitze hochziehen
linken Arm nach unten strecken
Handfläche ist zum Boden gerichtet
Arme und Beine wechseln, dabei rekeln, dehnen, stöhnen und gähnen

Aufpassen:

weiteratmen

····➔ dehnen
➘ Bewegungsrichtung

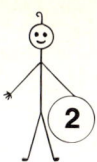

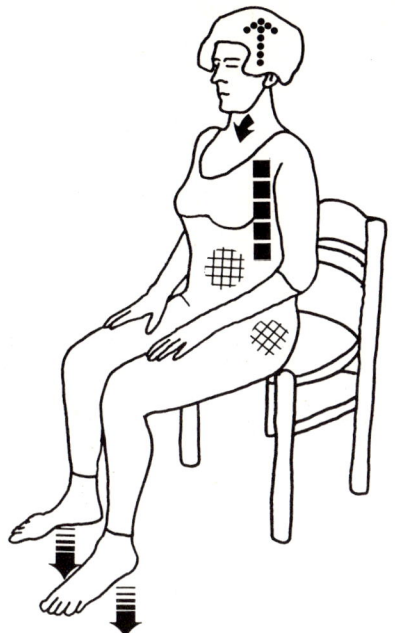

Ausgangsstellung:

Sitz auf dem Stuhl im vorderen
Drittel
Füße stehen hüftbreit parallel am
Boden
Hände liegen auf den Ober-
schenkeln

Anzahl:

3mal wiederholen

      stemmen

✕✕✕✕✕   spannen

■■■■■   strecken

↘   Bewegungsrichtung

····➔   dehnen

Ausführung:

Füße in den Boden stemmen
Gesäßmuskeln spannen
Bauch einziehen
Schultern etwas zurücknehmen
Rücken strecken
nun: Kopf lang nach oben heraus-
dehnen
Kinn etwas zur Brust ziehen
einen Augenblick diese Position
halten
Spannung lösen

Aufpassen:

weiteratmen

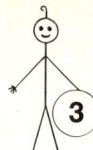

5. Übungstag

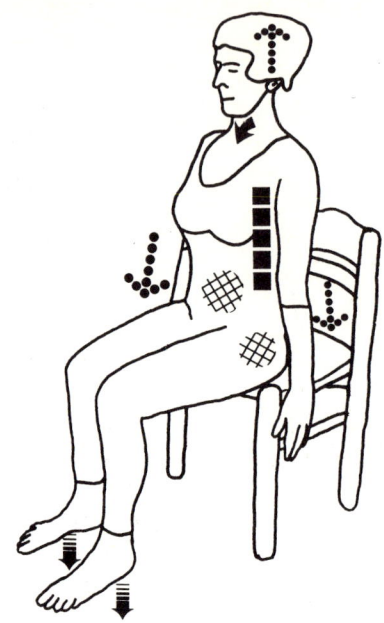

Ausgangsstellung:

Sitz auf dem Stuhl im vorderen
Drittel
Füße stehen hüftbreit parallel am
Boden
Arme hängen neben dem Körper

Anzahl:

3mal wiederholen

	stemmen
	spannen
	strecken
	Bewegungsrichtung
	dehnen

Ausführung:

Füße in den Boden stemmen
Gesäßmuskeln spannen
Bauch einziehen
Schultern etwas zurücknehmen
Rücken strecken
nun: Kopf lang nach oben heraus-
dehnen
Kinn etwas zur Brust ziehen
Fingerspitzen in Richtung Boden
dehnen
einen Augenblick diese Position
halten
Spannung langsam lösen

Aufpassen:

weiteratmen

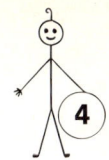

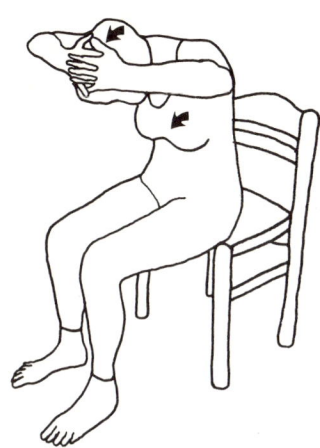

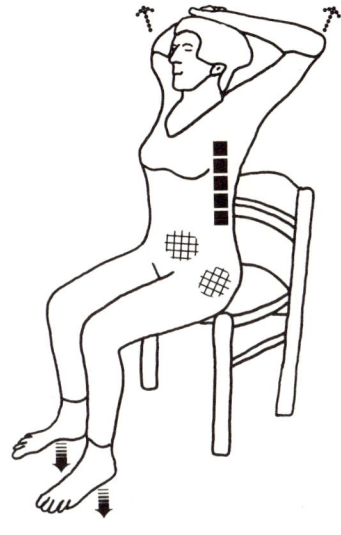

Ausgangsstellung:

Sitz auf dem Stuhl im vorderen Drittel
Füße stehen hüftbreit parallel am Boden
Arme hängen neben dem Körper

Anzahl:

3mal wiederholen

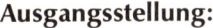

↷	Bewegungsrichtung
⫸	stemmen
⬙⬙⬙⬙	spannen
▪▪▪▪▪	strecken
⋯⋯➤	dehnen

Ausführung:

Hände auf den Kopf legen
Kopf und Brustkorb etwas nach vorn beugen
Bauch anschauen
langsam wieder aufrichten
nun: Füße in den Boden stemmen
Gesäßmuskeln spannen
Bauch einziehen
Rücken strecken
Ellbogen etwas nach hinten ziehen
einen Augenblick diese Position halten
Spannung lösen

Aufpassen:

nicht zu weit vorbeugen
weiteratmen

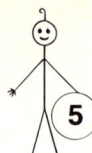

5. Übungstag

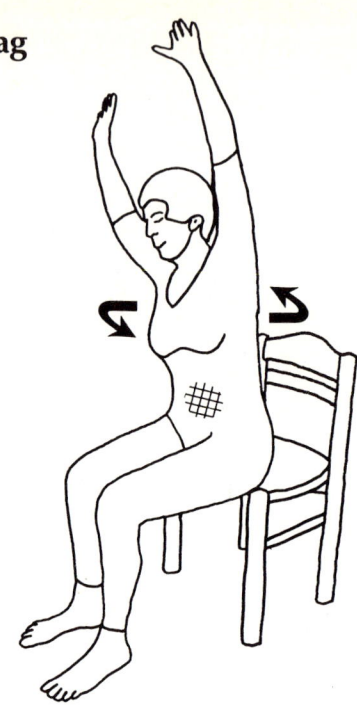

Ausgangsstellung:

Sitz auf dem Stuhl im vorderen
Drittel
Füße stehen hüftbreit parallel am
Boden
Arme hängen neben dem Körper

Anzahl:

3mal wiederholen

Ausführung:

Arme über den Kopf nach oben
strecken
Rücken strecken
Bauch einziehen
nun: den Rumpf kreisen
3mal nach rechts
3mal nach links
zur Mitte zurück
Arme senken
Spannung lösen

Aufpassen:

Arme lang gestreckt halten
beim Kreisen sitzen bleiben
weiteratmen

   spannen

↘   Bewegungsrichtung

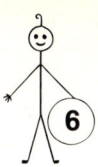

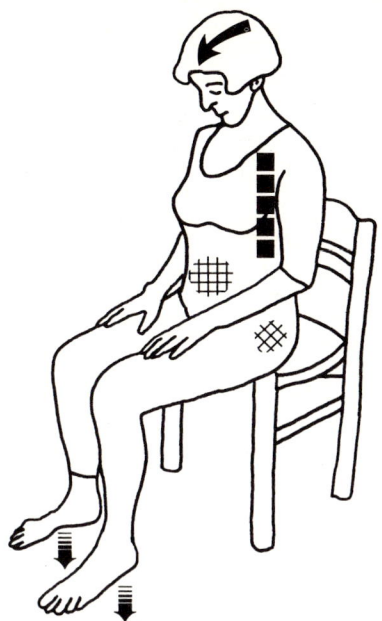

Ausgangsstellung:

Sitz auf dem Stuhl im vorderen
Drittel
Füße stehen hüftbreit parallel am
Boden
Hände liegen auf den Ober-
schenkeln

Anzahl:

3mal wiederholen

IIII➡	stemmen
✕✕✕✕✕✕	spannen
▪▪▪▪▪	strecken
↘	Bewegungsrichtung

Ausführung:

Füße in den Boden stemmen
Gesäßmuskeln spannen
Bauch einziehen
Schultern etwas zurücknehmen
Rücken strecken
nun: den Kopf langsam nach vorn
senken
einen Augenblick diese Position
halten
den Kopf langsam wieder aufrichten
Spannung lösen

Aufpassen:

den Kopf hängen lassen
weiteratmen

39

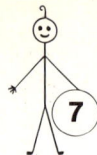

5. Übungstag

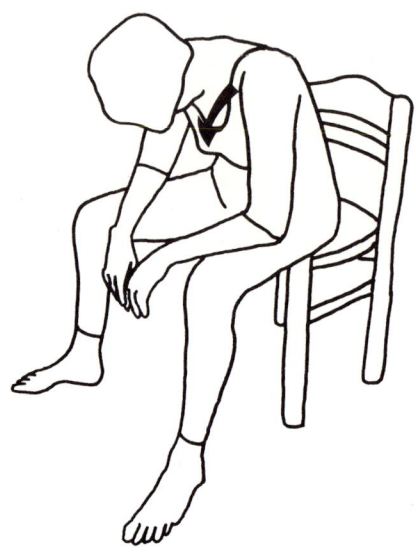

Ausgangsstellung:

Sitz auf dem Stuhl
Füße stehen etwas über Hüftbreite
am Boden
Arme hängen neben dem Körper

Anzahl:

1mal üben

Ausführung:

Oberkörper nach vorn beugen
Unterarme auf die Oberschenkel
legen
Hände baumeln lassen
Kopf senken, Augen schließen
nun: entspannen Sie für einen kurzen Augenblick
beobachten Sie Ihre Atmung (den
eigenen Rhythmus Ihrer Atmung)
schicken Sie Ihre Gedanken in die
Zauberwelt der Märchen, und vergessen Sie einen Augenblick die
Außenwelt
langsam aufrichten
rekeln, gähnen und dehnen

Aufpassen:

nicht das Rekeln und Dehnen vergessen

 Bewegungsrichtung

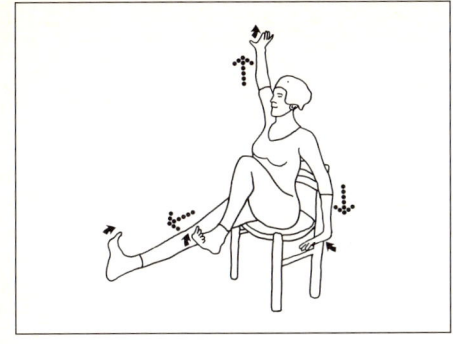

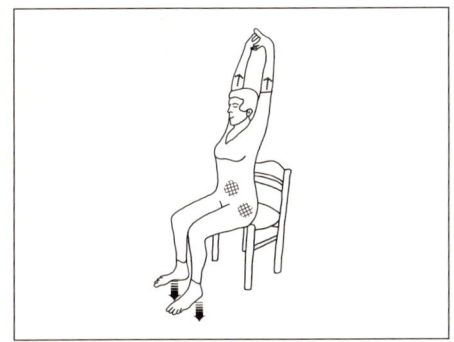

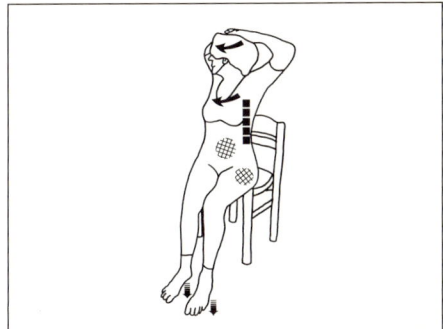

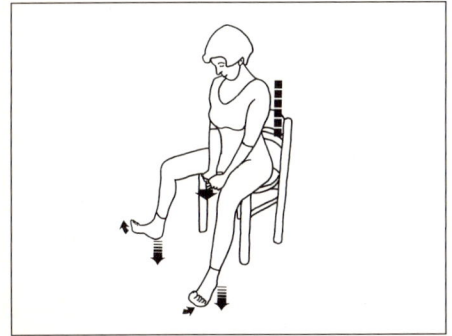

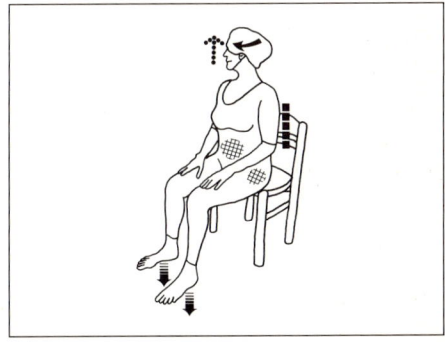

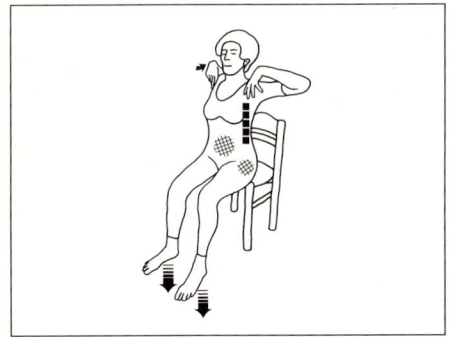

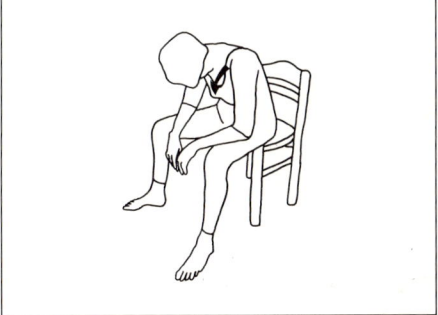

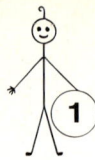

6. Übungstag

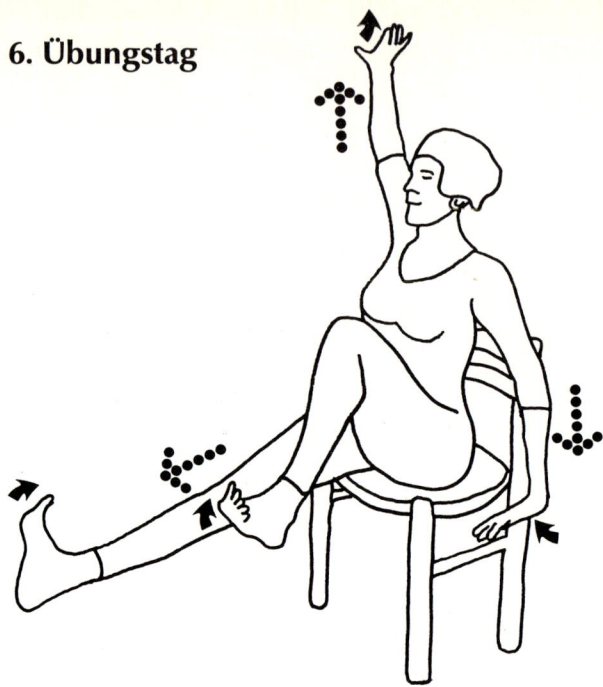

Ausgangsstellung:

Sitz auf dem Stuhl
Arme hängen neben dem Körper

Anzahl:

einige Male üben

Ausführung:

Arme und Beine entgegengesetzt
bewegen:
linkes Bein beugen, Fußspitze hochziehen
rechten Arm nach oben strecken
Handfläche ist zur Decke gerichtet
rechtes Bein vorstrecken, Fußspitze
hochziehen
linken Arm nach unten strecken
Handfläche ist zum Boden gerichtet
Arme und Beine wechseln, dabei
rekeln, dehnen, stöhnen und
gähnen

Aufpassen:

weiteratmen

  dehnen

  Bewegungsrichtung

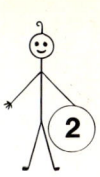

6. Übungstag

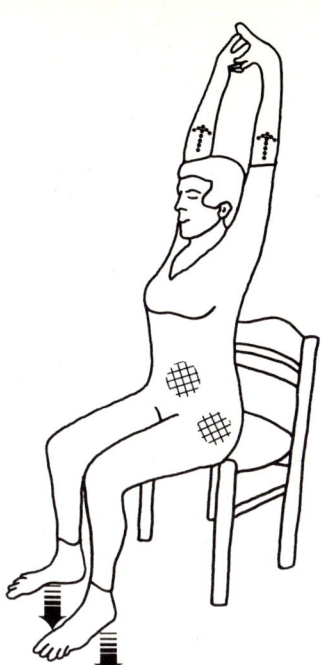

Ausgangsstellung:

Sitz auf dem Stuhl im vorderen Drittel
Füße stehen hüftbreit parallel am Boden
Arme hängen neben dem Körper

Anzahl:

3mal wiederholen

▉▶ stemmen

✕✕✕✕✕ spannen

••••▶ dehnen

Ausführung:

Dehnübung:

Füße in den Boden stemmen
Gesäßmuskeln spannen
Bauch einziehen
Hände falten
Arme über den Kopf nach oben strecken
Handflächen zeigen zur Decke
nun: Arme lang herausdehnen
einen Augenblick diese Position halten
Hände lösen
Arme über die Seite zurückführen
Spannung lösen

Aufpassen:

vorsichtig dehnen
weiteratmen

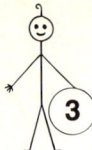

6. Übungstag

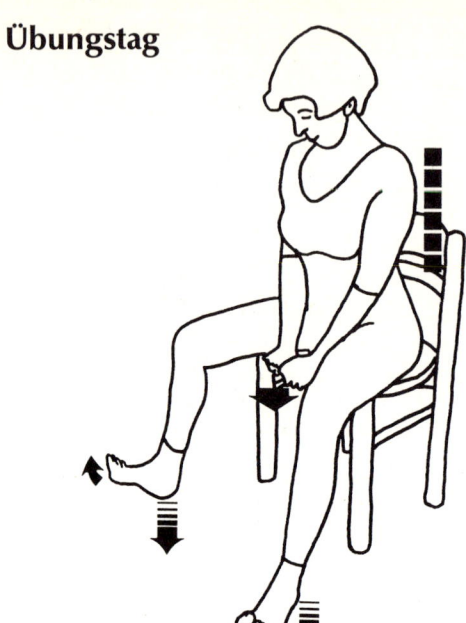

Ausgangsstellung:

Sitz auf dem Stuhl in der Mitte
Füße stehen etwas über Hüftbreite
parallel am Boden
Hände liegen zwischen den Beinen
auf dem Stuhlsitz

Anzahl:

3mal wiederholen

Ausführung:

Fußspitzen hochziehen
Fersen in den Boden stemmen
nun: Hände auf den Stuhlsitz
drücken
Schultern nach hinten ziehen
Kopf senken
Hände anschauen
einen Augenblick diese Position
halten
Spannung lösen

Aufpassen:

den Rücken gerade halten
weiteratmen

|||▶ stemmen

➤ Bewegungsrichtung

▬▬▬▶ strecken

▶ drücken

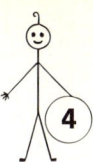

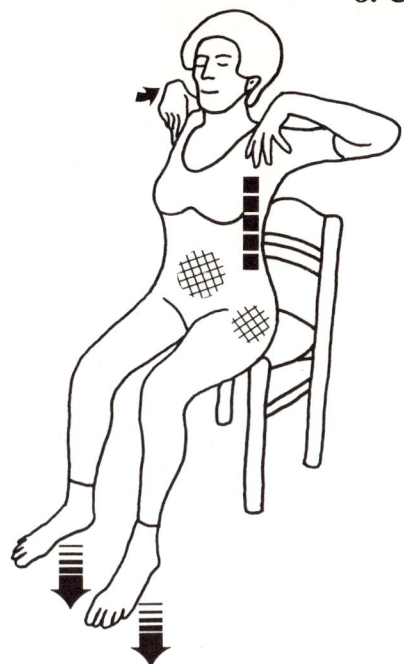

Ausgangsstellung:

Sitz auf dem Stuhl im vorderen
Drittel
Füße stehen hüftbreit parallel am
Boden
Arme hängen neben dem Körper

Anzahl:

2mal zu jeder Seite üben

|||▶ stemmen

✗✗✗✗✗✗ spannen

▪▪▪▪▪ strecken

↘ Bewegungsrichtung

Ausführung:

Füße in den Boden stemmen
Gesäßmuskeln spannen
Bauch einziehen
Rücken strecken
Hände an die Schultern nehmen
Arme in Schulterhöhe anheben
nun: rechten Ellbogen nach hinten
zurückführen
Blick bleibt nach vorn gerichtet
einen Augenblick diese Position
halten
Ellbogen zurückführen
Spannung lösen

Aufpassen:

gerade sitzen bleiben
nur den Ellbogen bewegen
weiteratmen

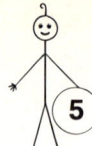

6. Übungstag

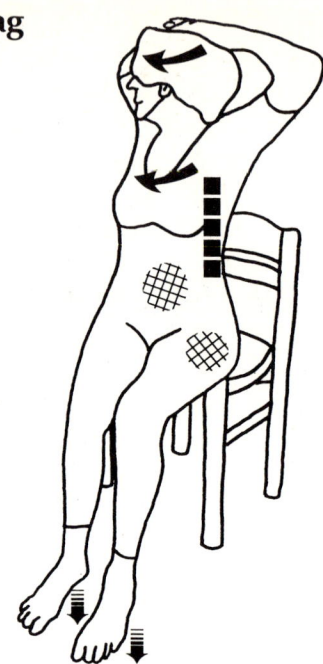

Ausgangsstellung:

Sitz auf dem Stuhl im vorderen Drittel
Füße stehen hüftbreit parallel am Boden
Arme hängen neben dem Körper

Anzahl:

2mal zu jeder Seite üben

‖‖▶	stemmen
✕✕✕✕✕	spannen
▪▪▪▪▪	strecken
↘	Bewegungsrichtung

Ausführung:

Füße in den Boden stemmen
Gesäßmuskeln spannen
Bauch einziehen
Rücken strecken
Hände auf den Kopf legen
nun: Oberkörper nach rechts drehen
rechtem Ellbogen nachschauen
einen Augenblick diese Position halten
Oberkörper zurückdrehen
Spannung lösen

Aufpassen:

gerade sitzen bleiben
weiteratmen

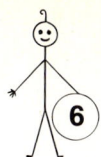

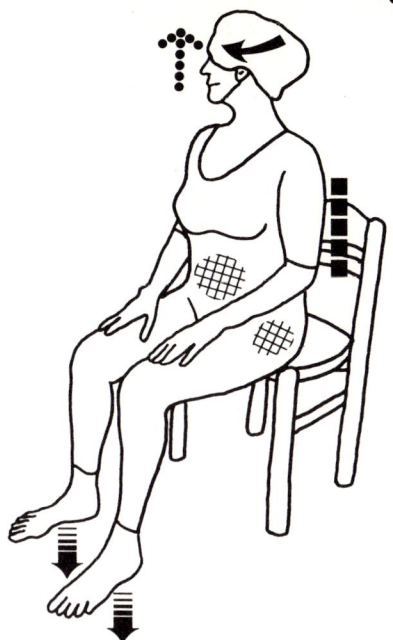

Ausgangsstellung:

Sitz auf dem Stuhl im vorderen
Drittel
Füße stehen hüftbreit parallel am
Boden
Hände liegen auf den Ober-
schenkeln

Anzahl:

2mal zu jeder Seite üben

IIII➡️ stemmen

〰️〰️〰️ spannen

▪️▪️▪️▪️▪️ strecken

•••⟩ dehnen

↘️ Bewegungsrichtung

Ausführung:

Füße in den Boden stemmen
Gesäßmuskeln spannen
Bauch einziehen
Schultern etwas zurücknehmen
Rücken strecken
Kopf lang nach oben herausdehnen
Kinn etwas zur Brust ziehen
nun: den Kopf langsam nach rechts
drehen
einen Augenblick diese Position
halten
Kopf zurückdrehen
Spannung lösen

Aufpassen:

gerade sitzen bleiben
weiteratmen

6. Übungstag

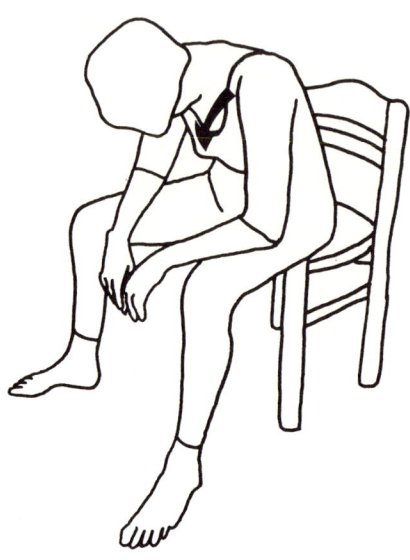

Ausgangsstellung:

Sitz auf dem Stuhl
Füße stehen etwas über Hüftbreite
am Boden
Arme hängen neben dem Körper

Anzahl:

1mal üben

Ausführung:

Oberkörper nach vorn beugen
Unterarme auf die Oberschenkel
legen
Hände baumeln lassen
Kopf senken, Augen schließen
nun: entspannen Sie für einen kurzen Augenblick
beobachten Sie Ihre Atmung (den
eigenen Rhythmus Ihrer Atmung)
schicken Sie Ihre Gedanken in die
Zauberwelt der Märchen, und vergessen Sie einen Augenblick die
Außenwelt
langsam aufrichten
rekeln, gähnen und dehnen

Aufpassen:

nicht das Rekeln und Dehnen vergessen

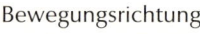 Bewegungsrichtung

48

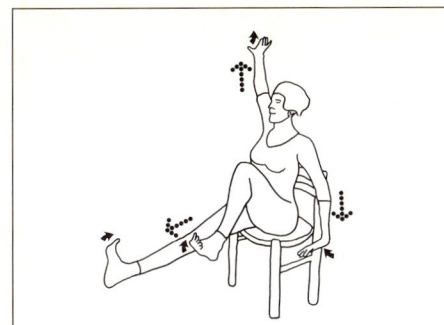

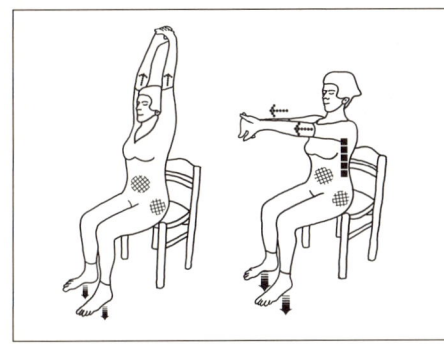

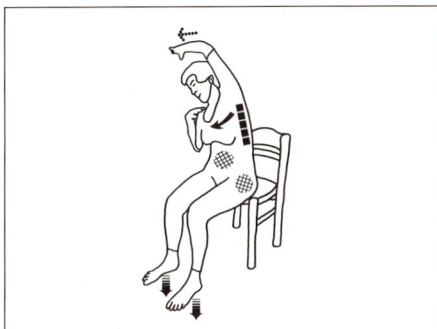

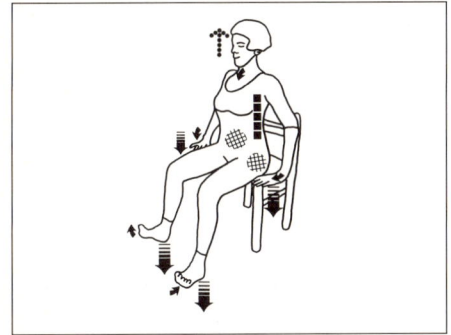

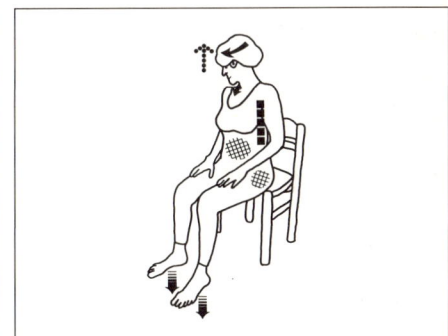

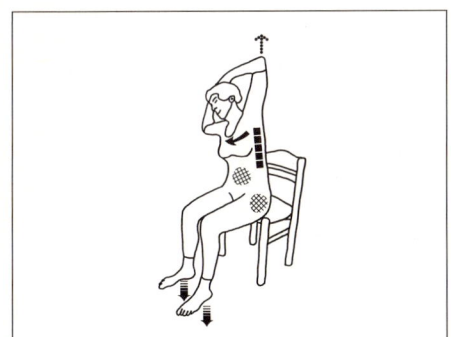

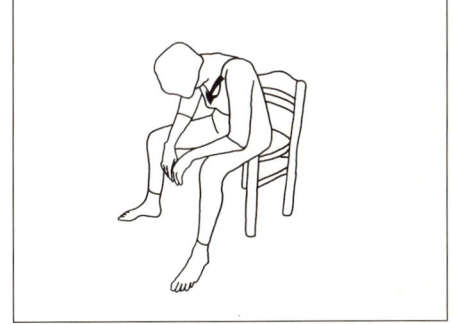

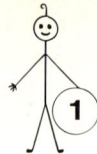

7. Übungstag

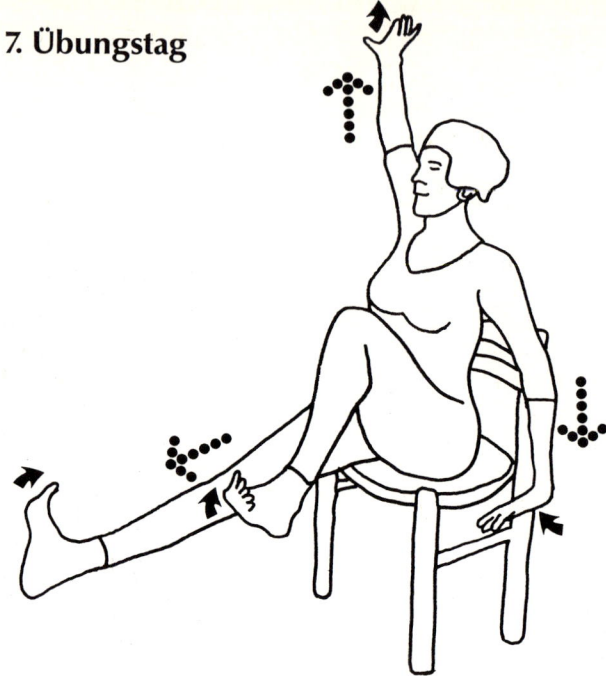

Ausgangsstellung:

Sitz auf dem Stuhl
Arme hängen neben dem Körper

Anzahl:

einige Male üben

Ausführung:

Arme und Beine entgegengesetzt
bewegen:
linkes Bein beugen, Fußspitze hochziehen
rechten Arm nach oben strecken
Handfläche ist zur Decke gerichtet
rechtes Bein vorstrecken, Fußspitze
hochziehen
linken Arm nach unten strecken
Handfläche ist zum Boden gerichtet
Arme und Beine wechseln, dabei
rekeln, dehnen, stöhnen und
gähnen

Aufpassen:

weiteratmen

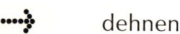   dehnen

↘   Bewegungsrichtung

50

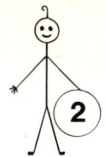

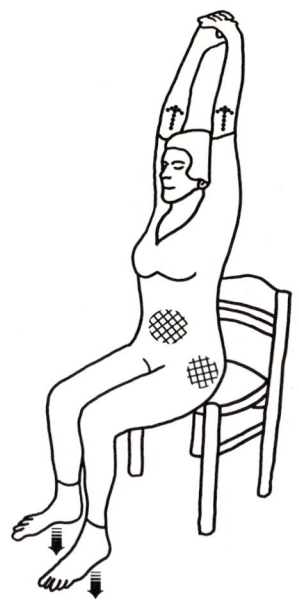

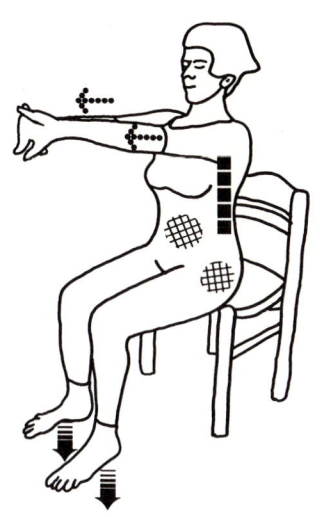

Ausgangsstellung:

Sitz auf dem Stuhl im vorderen Drittel
Füße stehen hüftbreit parallel am Boden
Arme hängen neben dem Körper

Anzahl:

3mal wiederholen

IIII➡	stemmen
✕✕✕✕✕✕	spannen
■■■■	strecken
••••➔	dehnen

Ausführung:

Dehnübung:

Füße in den Boden stemmen
Gesäßmuskeln spannen
Bauch einziehen
Hände falten
nun: Arme über den Kopf nach oben dehnen
Finger zeigen zur Decke
einen Augenblick die Position halten
nun: beide Arme in Schulterhöhe nach vorn dehnen
Finger zeigen zum Körper
einen Augenblick die Position halten
Arme zurücknehmen
Spannung lösen

Aufpassen:

gerade sitzen bleiben
weiteratmen

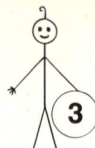

7. Übungstag

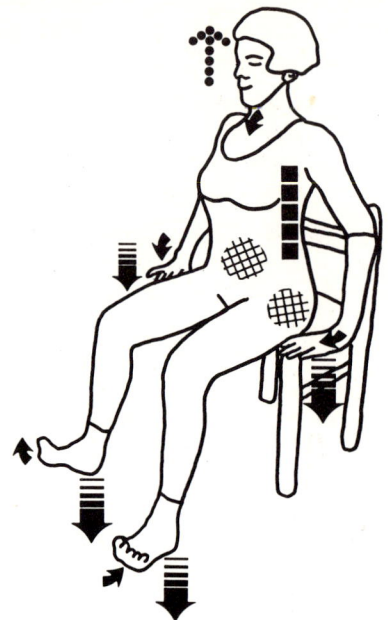

Ausgangsstellung:

Sitz auf dem Stuhl im vorderen
Drittel
Füße stehen etwas über Hüftbreite
parallel am Boden
Arme hängen neben dem Körper

Anzahl:

3mal wiederholen

IIII➡	stemmen
✕✕✕✕✕✕	spannen
▪▪▪▪▪	strecken
➘	Bewegungsrichtung
┉┉➔	dehnen

Ausführung:

Fußspitzen hochziehen
Fersen in den Boden stemmen
Hände in Richtung Unterarme
ziehen
Ellbogen leicht beugen
Gesäßmuskeln spannen
Bauch einziehen
Rücken strecken
Kopf lang nach oben herausdehnen
Kinn etwas zur Brust ziehen
nun: Hände seitlich zum Boden
stemmen
einen Augenblick die Position halten
Spannung lösen

Aufpassen:

Arme bleiben beim Stemmen
gebeugt
weiteratmen

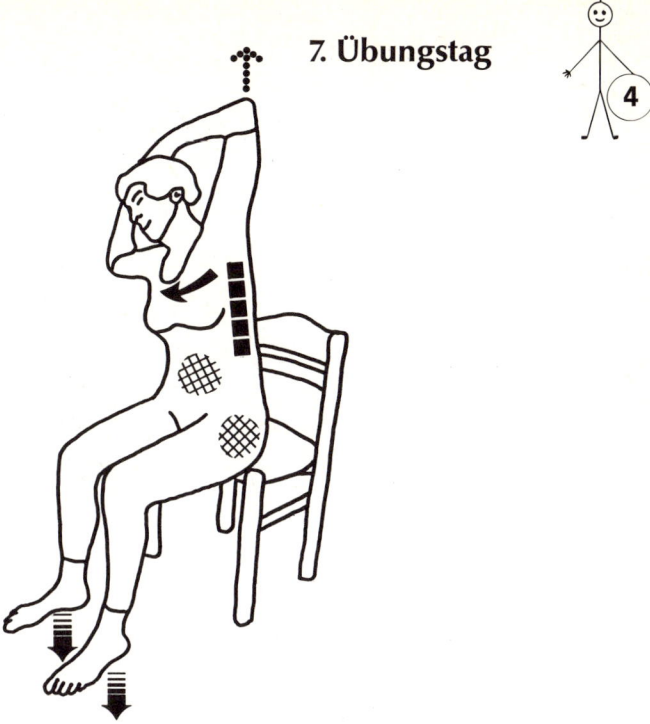

7. Übungstag

4

Ausgangsstellung:

Sitz auf dem Stuhl im vorderen
Drittel
Füße stehen hüftbreit parallel am
Boden
Arme hängen neben dem Körper

Anzahl:

2mal zu jeder Seite üben

⦀➡	stemmen
⬈⬈⬈⬈⬈	spannen
▪▪▪▪▪	strecken
↘	Bewegungsrichtung
⋯⬧	dehnen

Ausführung:

Füße in den Boden stemmen
Gesäßmuskeln spannen
Bauch einziehen
Rücken strecken
Hände auf den Kopf legen
nun: Oberkörper nach rechts neigen
linken Ellbogen nach oben heraus-
schieben
einen Augenblick diese Position
halten
Oberkörper aufrichten
Spannung lösen

Aufpassen:

nicht den Oberkörper zur Seite
federn
weiteratmen

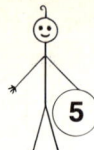

7. Übungstag

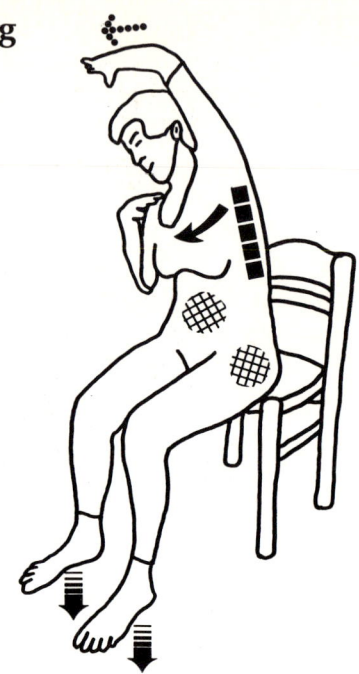

Ausgangsstellung:

Sitz auf dem Stuhl im vorderen
Drittel
Füße stehen hüftbreit parallel am
Boden
Arme hängen neben dem Körper

Anzahl:

2mal zu jeder Seite üben

IIII➡	stemmen
✕✕✕✕✕✕	spannen
■■■■■	strecken
↘	Bewegungsrichtung
••••➔	dehnen

Ausführung:

Füße in den Boden stemmen
Gesäßmuskeln spannen
Bauch einziehen
Rücken strecken
Hände an die Schultern nehmen
nun: Oberkörper nach rechts neigen
den linken Arm über den Kopf zur
rechten Seite dehnen
einen Augenblick diese Position
halten
Arme zurücknehmen
Oberkörper aufrichten
Spannung lösen

Aufpassen:

nicht den Oberkörper zur Seite
federn
weiteratmen

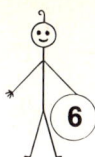

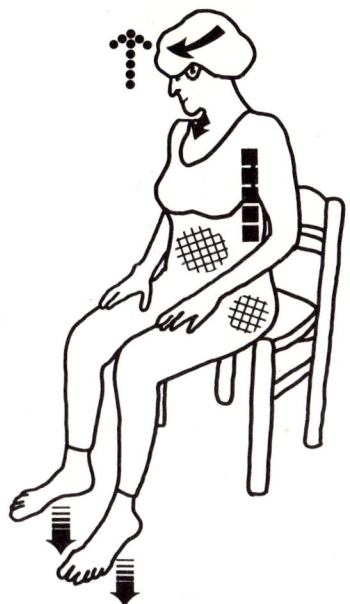

Ausgangsstellung:

Sitz auf dem Stuhl im vorderen Drittel
Füße stehen hüftbreit parallel am Boden
Hände liegen auf den Oberschenkeln

Anzahl:

2mal zu jeder Seite üben

‖‖➡	stemmen
✕✕✕✕✕✕	spannen
■■■■■	strecken
••••➤	dehnen
➘	Bewegungsrichtung

Ausführung:

Füße in den Boden stemmen
Gesäßmuskeln spannen
Bauch einziehen
Schultern etwas zurücknehmen
Rücken strecken
Kopf lang nach oben herausdehnen
Kinn etwas zur Brust ziehen
nun: den Kopf langsam nach rechts drehen
das Kinn einige Male zur Schulter senken
Kopf zurückdrehen
Spannung lösen

Aufpassen:

gerade sitzen bleiben
weiteratmen

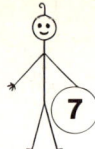

7. Übungstag

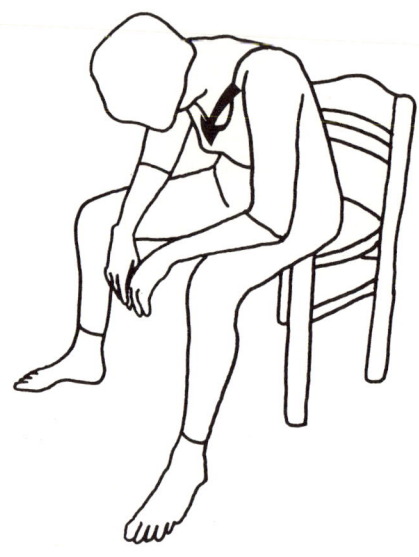

Ausgangsstellung:

Sitz auf dem Stuhl
Füße stehen etwas über Hüftbreite
am Boden
Arme hängen neben dem Körper

Anzahl:

1mal üben

Ausführung:

Oberkörper nach vorn beugen
Unterarme auf die Oberschenkel
legen
Hände baumeln lassen
Kopf senken, Augen schließen
nun: entspannen Sie für einen kurzen Augenblick
beobachten Sie Ihre Atmung (den
eigenen Rhythmus Ihrer Atmung)
schicken Sie Ihre Gedanken in die
Zauberwelt der Märchen, und vergessen Sie einen Augenblick die
Außenwelt
langsam aufrichten
rekeln, gähnen und dehnen

Aufpassen:

nicht das Rekeln und Dehnen vergessen

➥ Bewegungsrichtung

56

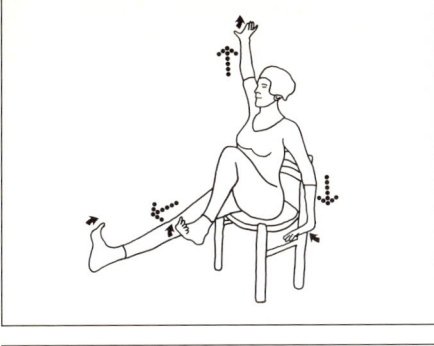

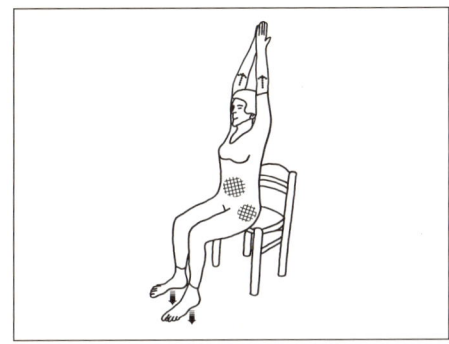

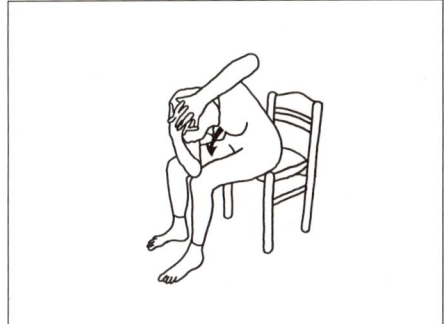

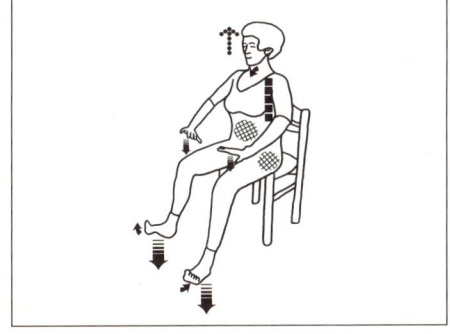

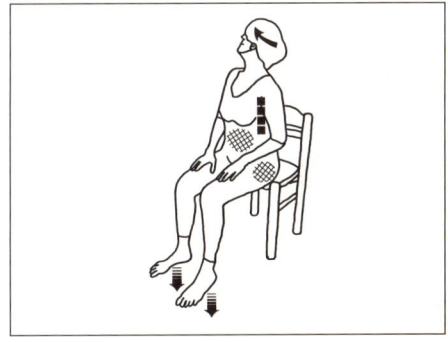

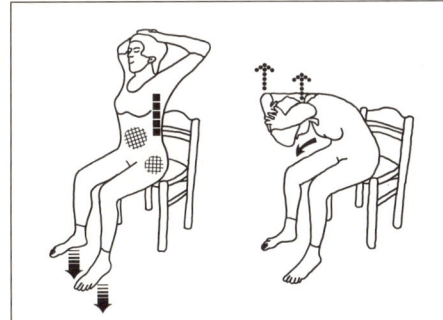

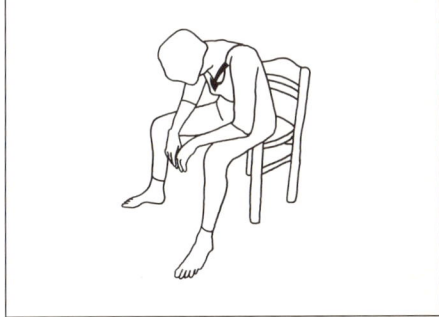

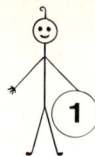

8. Übungstag

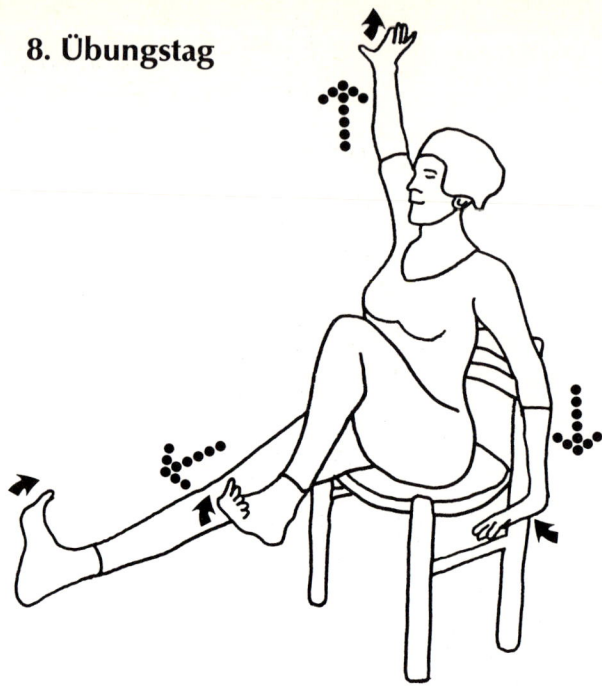

Ausgangsstellung:

Sitz auf dem Stuhl
Arme hängen neben dem Körper

Anzahl:

einige Male üben

Ausführung:

Arme und Beine entgegengesetzt
bewegen:
linkes Bein beugen, Fußspitze hochziehen
rechten Arm nach oben strecken
Handfläche ist zur Decke gerichtet
rechtes Bein vorstrecken, Fußspitze
hochziehen
linken Arm nach unten strecken
Handfläche ist zum Boden gerichtet
Arme und Beine wechseln, dabei
rekeln, dehnen, stöhnen und
gähnen

Aufpassen:

weiteratmen

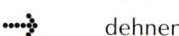 dehnen

↘ Bewegungsrichtung

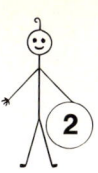

8. Übungstag

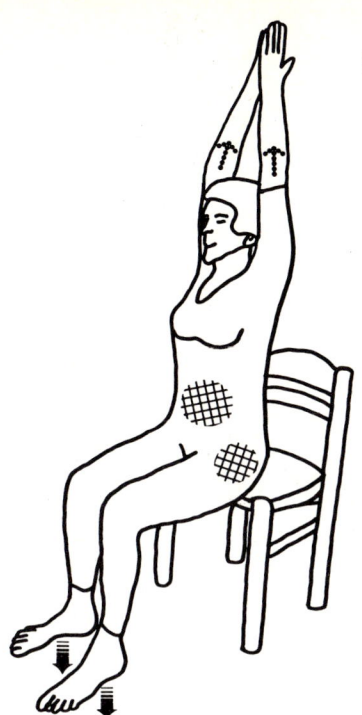

Ausgangsstellung:

Sitz auf dem Stuhl im vorderen Drittel
Füße stehen hüftbreit parallel am Boden
Arme hängen neben dem Körper

Anzahl:

3mal wiederholen

IIII➡ stemmen

✕✕✕✕✕✕ spannen

••••➔ dehnen

Ausführung:

Dehnübung:
Füße in den Boden stemmen
Gesäßmuskeln spannen
Bauch einziehen
Hände aneinanderlegen, hinter den Kopf nehmen
nun: beide Arme nach oben strecken
einen Augenblick diese Position halten
Arme zurücknehmen
Spannung lösen

Aufpassen:

langsam dehnen
Handflächen bleiben zusammen
weiteratmen

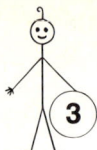

8. Übungstag

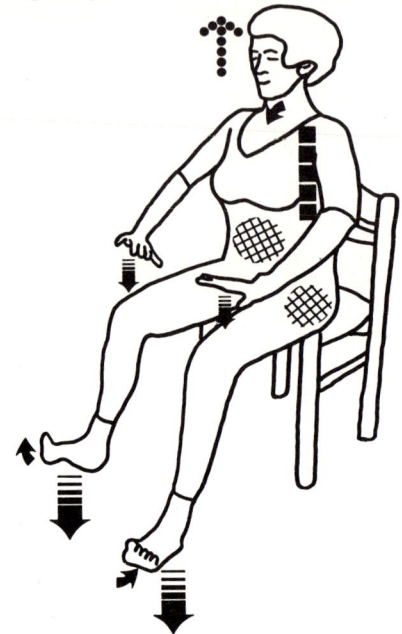

Ausgangsstellung:

Sitz auf dem Stuhl im vorderen
Drittel
Füße stehen etwas über Hüftbreite
parallel am Boden
Arme hängen neben dem Körper

Anzahl:

3mal wiederholen

IIII➡   stemmen

✕✕✕✕✕   spannen

■■■■■   strecken

↘   Bewegungsrichtung

•••➔   dehnen

Ausführung:

Fußspitzen hochziehen
Fersen in den Boden stemmen
Hände in Richtung Unterarme
ziehen
Ellbogen leicht beugen
Gesäßmuskeln spannen
Bauch einziehen
Rücken strecken
Kopf lang nach oben herausdehnen
Kinn etwas zur Brust ziehen
nun: Hände über die Knie zu den
Füßen stemmen
einen Augenblick die Position halten
Spannung lösen

Aufpassen:

Arme bleiben beim Spannen
gebeugt
weiteratmen

60

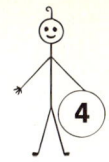
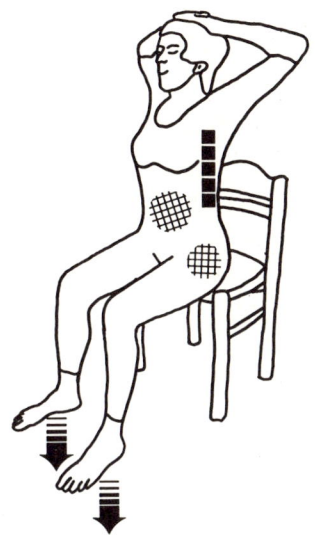

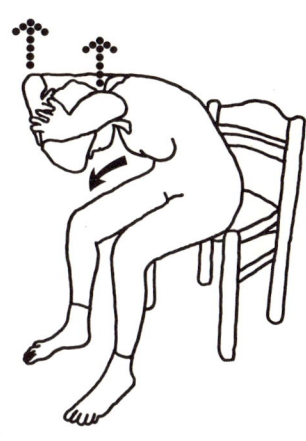

Ausgangsstellung:

Sitz auf dem Stuhl im vorderen
Drittel
Füße stehen hüftbreit parallel am
Boden
Arme hängen neben dem Körper

Anzahl:

2mal zu jeder Seite üben

|||▶   stemmen

✕✕✕✕✕✕   spannen

■■■■■   strecken

➘   Bewegungsrichtung

····▶   dehnen

Ausführung:

Füße in den Boden stemmen
Gesäßmuskeln spannen
Bauch einziehen
Rücken strecken
Hände auf den Kopf legen
nun: den Oberkörper nach vorn in
Richtung rechtes Knie beugen
(Bauch- und Gesäßmuskelspannung
läßt nach)
beide Ellbogen nach hinten oben
dehnen
langsam aufrichten
Bauch- und Gesäßmuskeln wieder
spannen
Arme über die Seite senken
Spannung lösen

Aufpassen:

weiteratmen

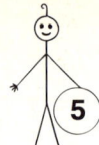

8. Übungstag

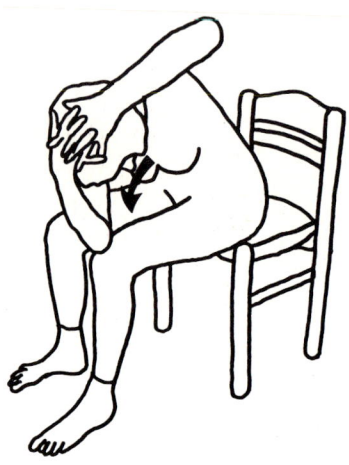

Ausgangsstellung:

Sitz auf dem Stuhl im vorderen
Drittel
Füße stehen hüftbreit parallel am
Boden
Arme hängen neben dem Körper

Anzahl:

2mal zu jeder Seite üben

Ausführung:

Füße in den Boden stemmen
Gesäßmuskeln spannen
Bauch einziehen
Rücken strecken
Hände auf den Kopf legen
nun: rechten Ellbogen in Richtung
linkes Knie beugen
(Bauch- und Gesäßmuskulatur läßt
nach)
langsam aufrichten
Bauch- und Gesäßmuskeln wieder
spannen
Arme über die Seite senken
Spannung lösen

Aufpassen:

langsam beugen
nicht federn
weiteratmen

↘ Bewegungsrichtung

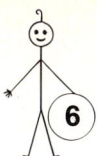

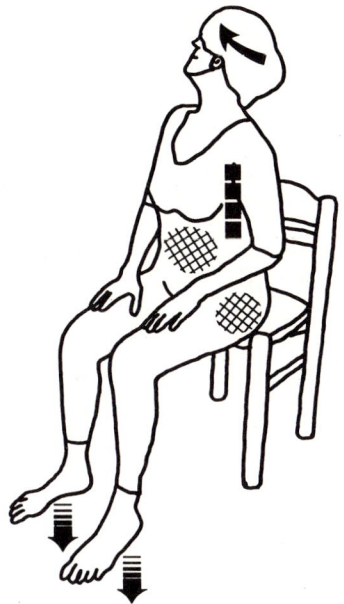

Ausgangsstellung:

Sitz auf dem Stuhl im vorderen Drittel
Füße stehen hüftbreit parallel am Boden
Hände liegen auf den Oberschenkeln

Anzahl:

2mal zu jeder Seite üben

‖▶	stemmen
✕✕✕✕✕	spannen
▬▬▬▬	strecken
↰	Bewegungsrichtung

Ausführung:

Füße in den Boden stemmen
Gesäßmuskeln spannen
Bauch einziehen
Schultern etwas zurücknehmen
Rücken strecken
Kopf lang nach oben herausdehnen
Kinn etwas zur Brust ziehen
nun: den Kopf langsam nach rechts oben drehen
einen Augenblick diese Position halten
Kopf zurückdrehen
Spannung lösen

Aufpassen:

gerade sitzen bleiben
weiteratmen

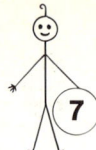

8. Übungstag

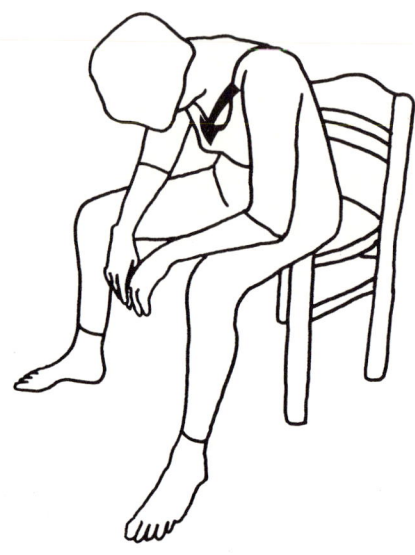

Ausgangsstellung:

Sitz auf dem Stuhl
Füße stehen etwas über Hüftbreite
am Boden
Arme hängen neben dem Körper

Anzahl:

1mal üben

Ausführung:

Oberkörper nach vorn beugen
Unterarme auf die Oberschenkel
legen
Hände baumeln lassen
Kopf senken, Augen schließen
nun: entspannen Sie für einen kurzen Augenblick
beobachten Sie Ihre Atmung (den
eigenen Rhythmus Ihrer Atmung)
schicken Sie Ihre Gedanken in die
Zauberwelt der Märchen, und vergessen Sie einen Augenblick die
Außenwelt
langsam aufrichten
rekeln, gähnen und dehnen

➥ Bewegungsrichtung

Aufpassen:

nicht das Rekeln und Dehnen vergessen

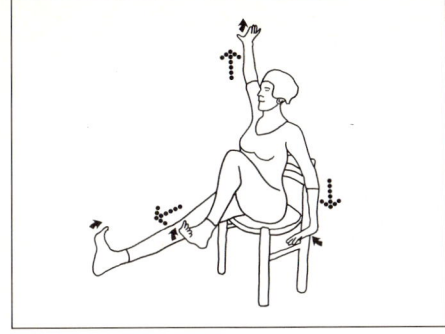

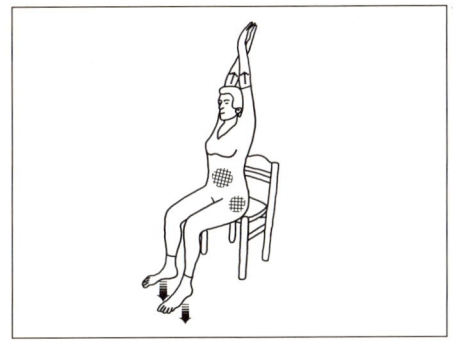

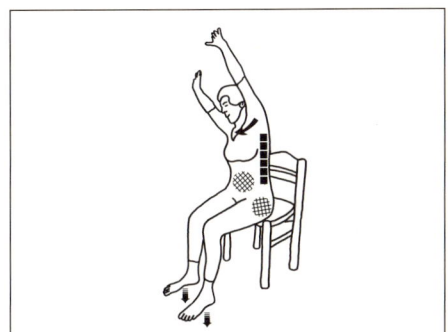

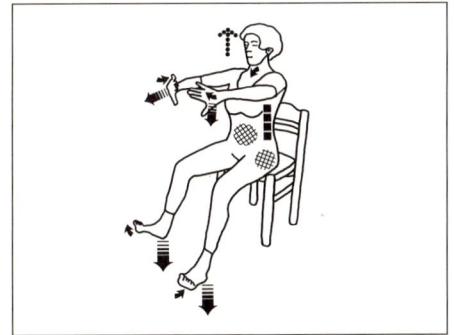

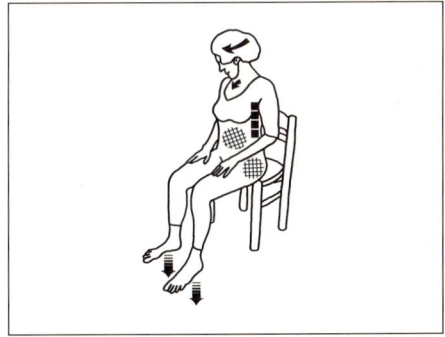

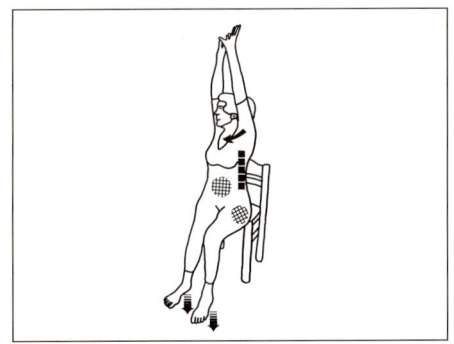

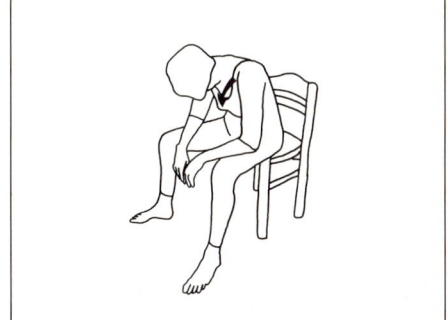

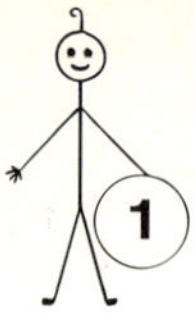

9. Übungstag

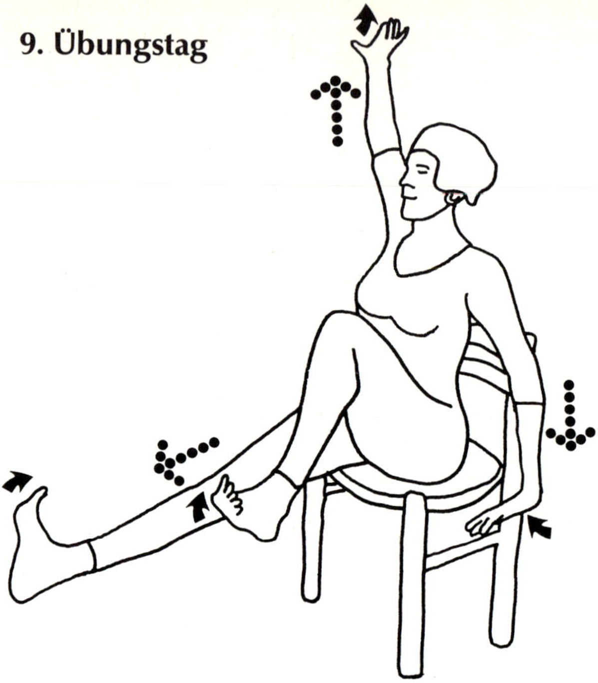

Ausgangsstellung:

Sitz auf dem Stuhl
Arme hängen neben dem Körper

Anzahl:

einige Male üben

Ausführung:

Arme und Beine entgegengesetzt bewegen:
linkes Bein beugen, Fußspitze hochziehen
rechten Arm nach oben strecken
Handfläche ist zur Decke gerichtet
rechtes Bein vorstrecken, Fußspitze hochziehen
linken Arm nach unten strecken
Handfläche ist zum Boden gerichtet
Arme und Beine wechseln, dabei rekeln, dehnen, stöhnen und gähnen

Aufpassen:

weiteratmen

···➔ dehnen
➘ Bewegungsrichtung

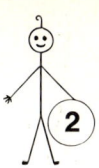

9. Übungstag

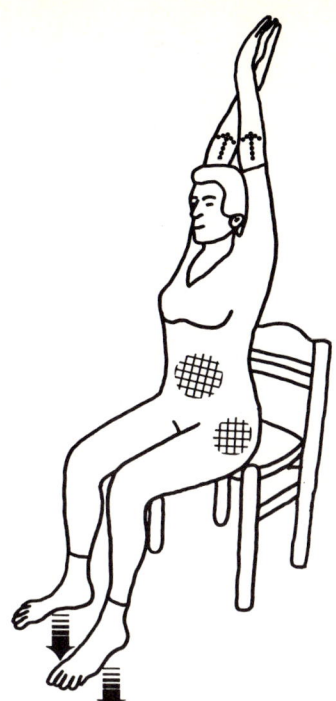

Ausgangsstellung:

Sitz auf dem Stuhl im vorderen Drittel
Füße stehen hüftbreit parallel am Boden
Arme hängen neben dem Körper

Anzahl:

3mal wiederholen

IIII➡	stemmen
✕✕✕✕✕	spannen
••••⟩	dehnen

Ausführung:

Dehnübung:
Füße in den Boden stemmen
Gesäßmuskeln spannen
Bauch einziehen
Hände kreuzen, Handflächen aneinanderlegen
Arme über den Kopf heben
nun: Arme langsam nach oben herausdehnen
einen Augenblick diese Position halten
Arme über die Seite senken
Spannung lösen

Aufpassen:

langsam dehnen
weiteratmen

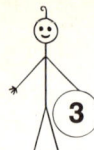

9. Übungstag

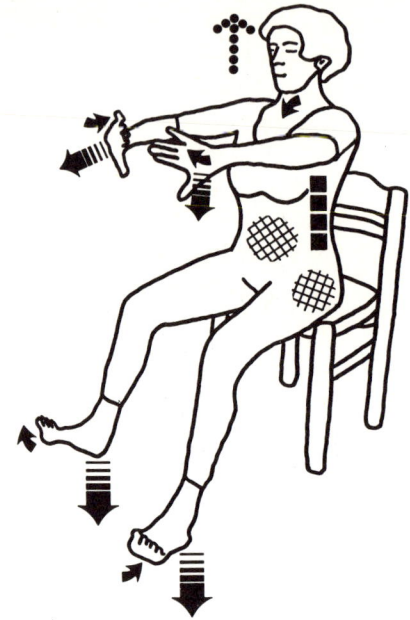

Ausgangsstellung:

Sitz auf dem Stuhl im vorderen
Drittel
Füße stehen etwas über Hüftbreite
parallel am Boden
Arme hängen neben dem Körper

Anzahl:

3mal wiederholen

▭▭➡	stemmen
▨▨▨▨▨▨	spannen
▪▪▪▪▪	strecken
↘	Bewegungsrichtung
⋯⋯➤	dehnen

Ausführung:

Fußspitzen hochziehen
Fersen in den Boden stemmen
Hände in Richtung Unterarme
ziehen
Ellbogen leicht beugen
Gesäßmuskeln spannen
Bauch einziehen
Rücken strecken
Kopf lang nach oben herausdehnen
Kinn etwas zur Brust ziehen
nun: Hände in Brusthöhe nach vorn
stemmen
einen Augenblick die Position halten
Spannung lösen

Aufpassen:

Arme bleiben beim Spannen
gebeugt
weiteratmen

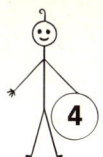

9. Übungstag

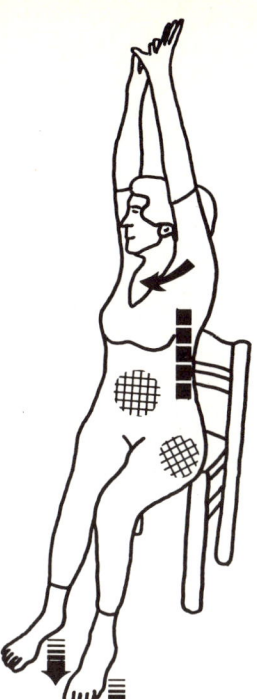

Ausgangsstellung:

Sitz auf dem Stuhl im vorderen Drittel
Füße stehen hüftbreit parallel am Boden
Arme hängen neben dem Körper

Anzahl:

2mal zu jeder Seite üben

‖‖➤	stemmen
✕✕✕✕✕	spannen
■■■■■	strecken
↘	Bewegungsrichtung

Ausführung:

Füße in den Boden stemmen
Gesäßmuskeln spannen
Bauch einziehen
Rücken strecken
Arme über den Kopf nach oben strecken
nun: den Oberkörper langsam nach rechts drehen, Kopf dreht mit
einen Augenblick diese Position halten
Oberkörper zurückdrehen
Arme über die Seite senken
Spannung lösen

Aufpassen:

nicht federn
weiteratmen

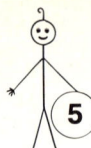

9. Übungstag

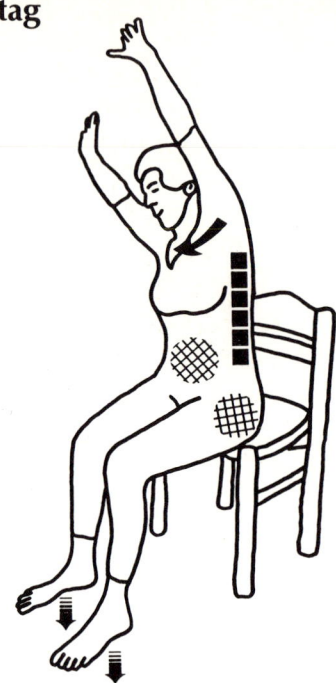

Ausgangsstellung:

Sitz auf dem Stuhl im vorderen
Drittel
Füße stehen hüftbreit parallel am
Boden
Arme hängen neben dem Körper

Anzahl:

2mal zu jeder Seite üben

⫼➤	stemmen
⨯⨯⨯⨯⨯	spannen
■■■■■	strecken
↘	Bewegungsrichtung

Ausführung:

Füße in den Boden stemmen
Gesäßmuskeln spannen
Bauch einziehen
Rücken strecken
Arme über den Kopf nach oben
strecken
nun: den Oberkörper langsam nach
rechts neigen
einen Augenblick diese Position
halten
Oberkörper aufrichten
Arme über die Seite senken
Spannung lösen

Aufpassen:

nicht zur Seite federn
weiteratmen

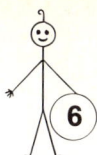

9. Übungstag

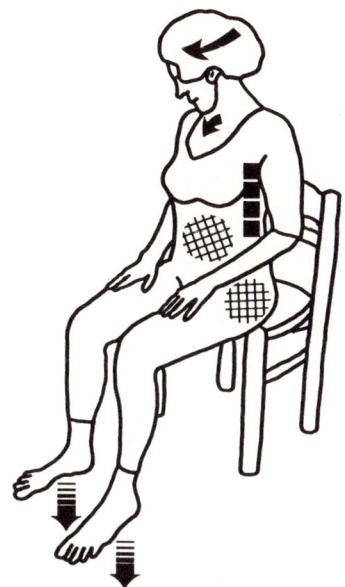

Ausgangsstellung:

Sitz auf dem Stuhl im vorderen Drittel
Füße stehen hüftbreit parallel am Boden
Hände liegen auf den Oberschenkeln

Anzahl:

2mal zu jeder Seite üben

 stemmen

spannen

strecken

↘ Bewegungsrichtung

Ausführung:

Füße in den Boden stemmen
Gesäßmuskeln spannen
Bauch einziehen
Schultern etwas zurücknehmen
Rücken strecken
Kopf lang nach oben herausdehnen
Kinn etwas zur Brust ziehen
nun: den Kopf langsam nach rechts drehen und in Richtung Schlüsselbein senken
einen Augenblick diese Position halten
Kopf anheben und zurückdrehen
Spannung lösen

Aufpassen:

gerade sitzen bleiben
weiteratmen

9. Übungstag

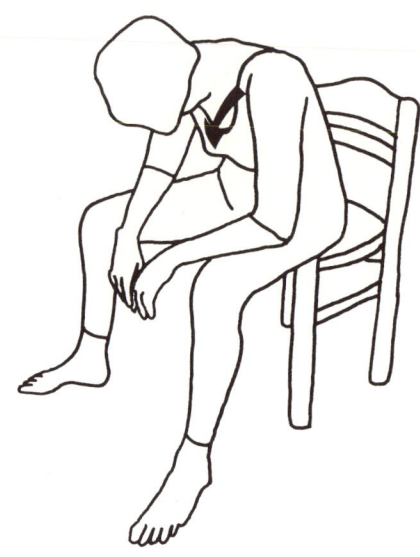

Ausgangsstellung:

Sitz auf dem Stuhl
Füße stehen etwas über Hüftbreite
am Boden
Arme hängen neben dem Körper

Anzahl:

1mal üben

Ausführung:

Oberkörper nach vorn beugen
Unterarme auf die Oberschenkel
legen
Hände baumeln lassen
Kopf senken, Augen schließen
nun: entspannen Sie für einen kurzen Augenblick
beobachten Sie Ihre Atmung (den
eigenen Rhythmus Ihrer Atmung)
schicken Sie Ihre Gedanken in die
Zauberwelt der Märchen, und vergessen Sie einen Augenblick die
Außenwelt
langsam aufrichten
rekeln, gähnen und dehnen

Aufpassen:

nicht das Rekeln und Dehnen vergessen

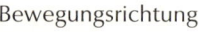   Bewegungsrichtung

72

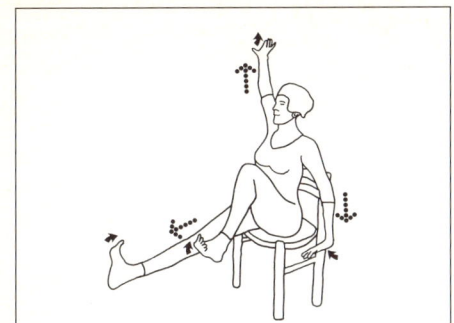

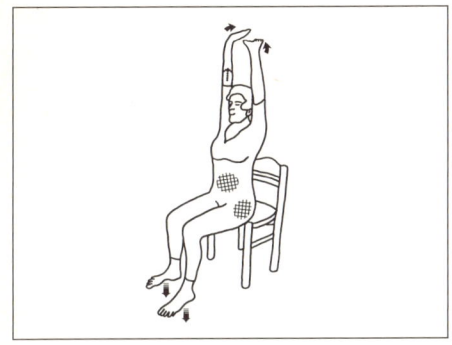

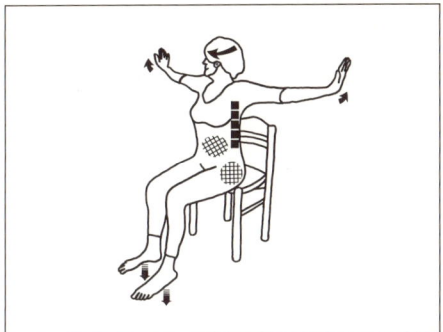

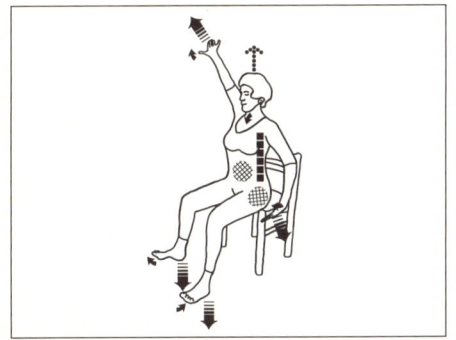

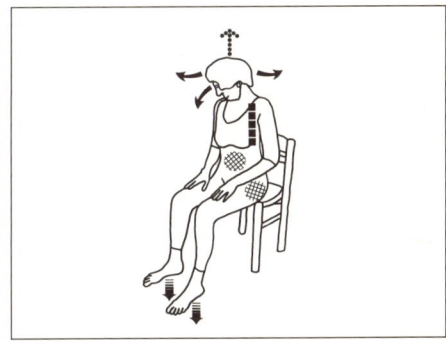

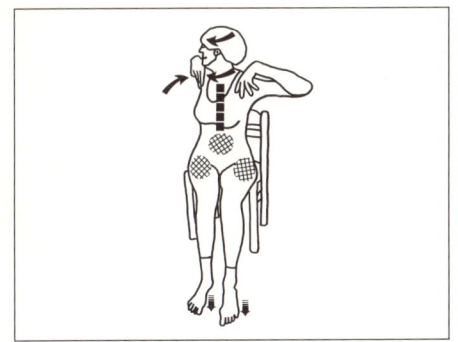

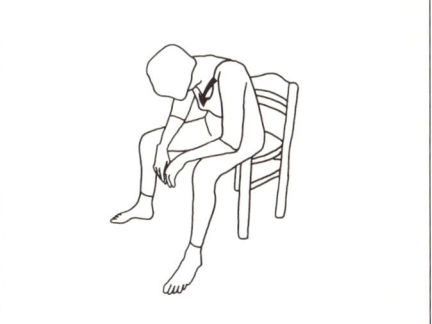

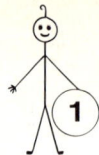

10. Übungstag

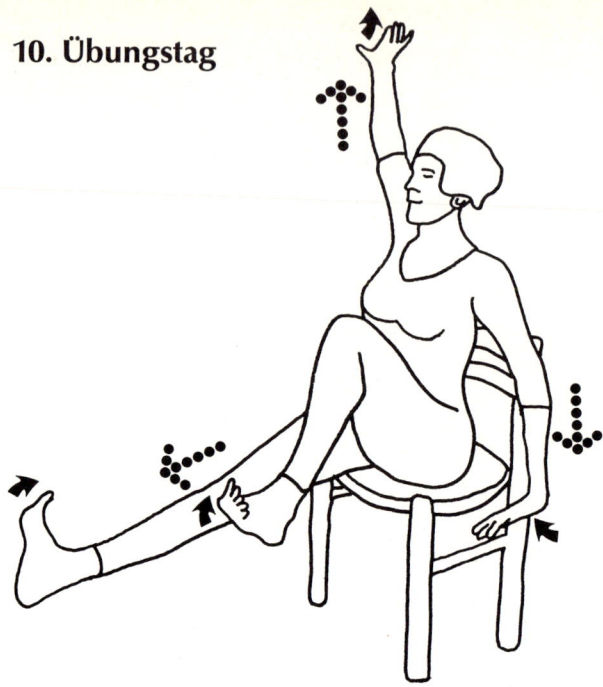

Ausgangsstellung:

Sitz auf dem Stuhl
Arme hängen neben dem Körper

Anzahl:

einige Male üben

Ausführung:

Arme und Beine entgegengesetzt
bewegen:
linkes Bein beugen, Fußspitze hochziehen
rechten Arm nach oben strecken
Handfläche ist zur Decke gerichtet
rechtes Bein vorstrecken, Fußspitze
hochziehen
linken Arm nach unten strecken
Handfläche ist zum Boden gerichtet
Arme und Beine wechseln, dabei
rekeln, dehnen, stöhnen und
gähnen

Aufpassen:

weiteratmen

  dehnen

  Bewegungsrichtung

74

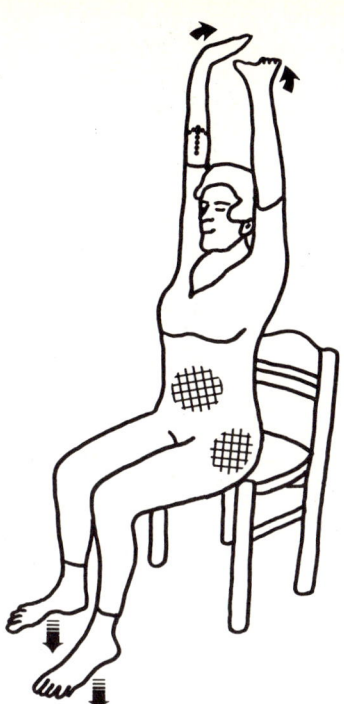

10. Übungstag

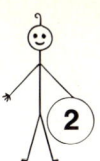

Ausgangsstellung:

Sitz auf dem Stuhl im vorderen
Drittel
Füße stehen hüftbreit parallel am
Boden
Arme hängen neben dem Körper

Anzahl:

2mal mit jedem Arm üben

IIII➡	stemmen
✕✕✕✕✕	spannen
➤	Bewegungsrichtung
┅➤	dehnen

Ausführung:

Dehnübung:
Füße in den Boden stemmen
Gesäßmuskeln spannen
Bauch einziehen
Arme über den Kopf nach oben
strecken
Handflächen zeigen zur Decke
nun: rechten Arm langsam nach
oben herausdehnen
einen Augenblick diese Position
halten
Arm zurücknehmen
beide Arme über die Seite senken
Spannung lösen

Aufpassen:

die Arme bleiben beim Dehnen
gestreckt
weiteratmen

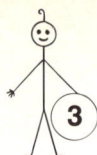

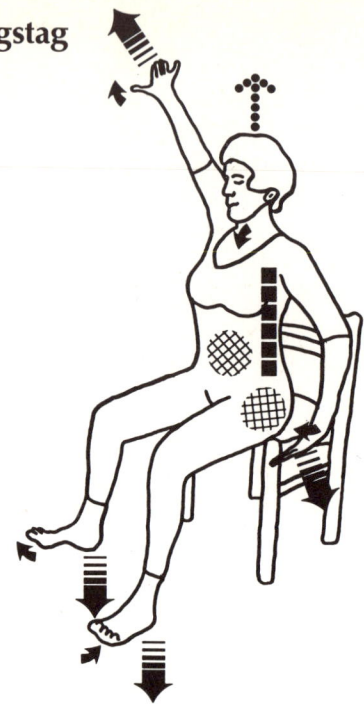

Ausgangsstellung:

Sitz auf dem Stuhl im vorderen
Drittel
Füße stehen etwas über Hüftbreite
parallel am Boden
Arme hängen neben dem Körper

Anzahl:

2mal jede Seite üben

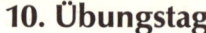 stemmen

xxxxxxx spannen

▪▪▪▪▪ strecken

↘ Bewegungsrichtung

····▸ dehnen

Ausführung:

Fußspitzen hochziehen
Fersen in den Boden stemmen
Hände in Richtung Unterarme ziehen
Ellbogen leicht beugen
Gesäßmuskeln spannen
Bauch einziehen
Rücken strecken
Kopf lang nach oben herausdehnen
Kinn etwas zur Brust ziehen
nun: rechte Hand nach oben
stemmen
linke Hand nach unten stemmen
einen Augenblick die Position halten
Spannung lösen

Aufpassen:

Arme bleiben beim Spannen
gebeugt
weiteratmen

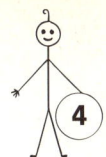

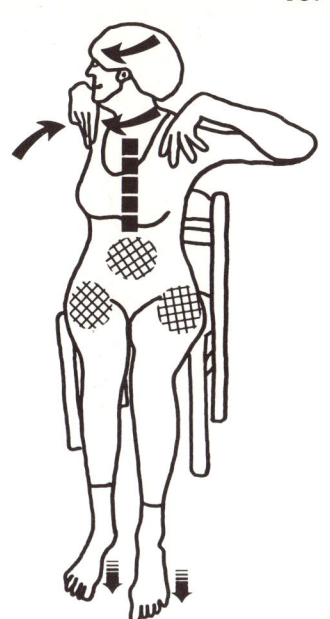

Ausgangsstellung:

Sitz auf dem Stuhl im vorderen Drittel
Füße stehen hüftbreit parallel am Boden
Arme hängen neben dem Körper

Anzahl:

2mal zu jeder Seite üben

‖⟶	stemmen
⬚⬚⬚⬚	spannen
▪▪▪▪▪	strecken
↘	Bewegungsrichtung

Ausführung:

Füße in den Boden stemmen
Gesäßmuskeln spannen
Bauch einziehen
Rücken strecken
Hände an die Schultern nehmen
nun: rechten Ellbogen nach rechts hinten führen
Oberkörper und Kopf drehen mit dem Ellbogen nachschauen
einen Augenblick diese Position halten
Oberkörper und Kopf zurückdrehen
Arme senken
Spannung lösen

Aufpassen:

nicht federn
Ellbogen bleiben in Schulterhöhe
weiteratmen

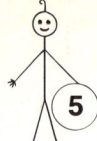

10. Übungstag

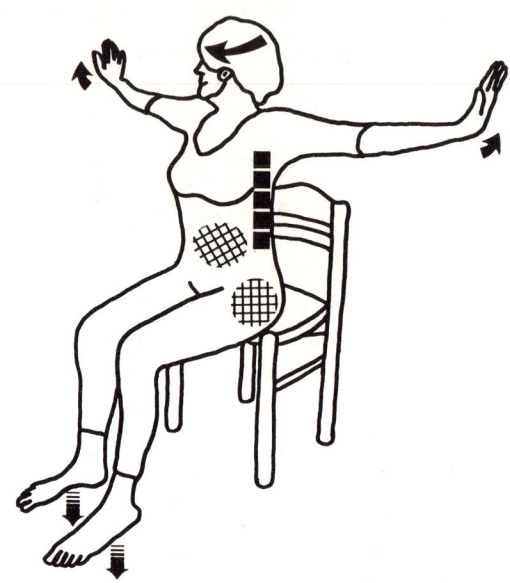

Ausgangsstellung:

Sitz auf dem Stuhl im vorderen Drittel
Füße stehen hüftbreit parallel am Boden
Arme hängen neben dem Körper

Anzahl:

ein paarmal zu jeder Seite wiederholen

IIII➡	stemmen
✕✕✕✕✕	spannen
▪▪▪▪▪	strecken
↘	Bewegungsrichtung

Ausführung:

Füße in den Boden stemmen
Gesäßmuskeln spannen
Bauch einziehen
Rücken strecken
Arme in Schulterhöhe zur Seite strecken
Hände in Richtung Unterarme ziehen
nun: den Kopf langsam nach rechts drehen
auf die rechte Hand schauen
den Kopf langsam nach links drehen
auf die linke Hand schauen
Arme senken
Spannung lösen

Aufpassen:

den Kopf langsam drehen
weiteratmen

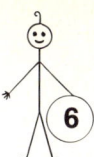

10. Übungstag

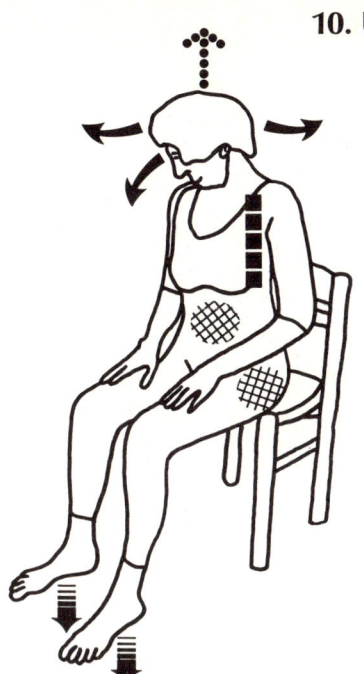

Ausgangsstellung:

Sitz auf dem Stuhl im vorderen
Drittel
Füße stehen hüftbreit parallel am
Boden
Hände liegen auf den Ober-
schenkeln

Anzahl:

ein paarmal zu jeder Seite üben

‖‖▶	stemmen
✕✕✕✕✕	spannen
▪▪▪▪▪	strecken
↘	Bewegungsrichtung
┅┅▸	dehnen

Ausführung:

Füße in den Boden stemmen
Gesäßmuskeln spannen
Bauch einziehen
Schultern etwas zurücknehmen
Rücken strecken
Kopf lang nach oben herausdehnen
Kinn etwas zur Brust ziehen
nun: den Kopf nach vorne sinken
lassen
den Kopf erst zur rechten Seite, dann
langsam zur linken Seite drehen
die Augen folgen der Bewegung des
Kopfes
den Kopf zur Mittelstellung drehen
und aufrichten, Spannung lösen

Aufpassen:

den Kopf locker nach vorn hängen
lassen
weiteratmen

79

10. Übungstag

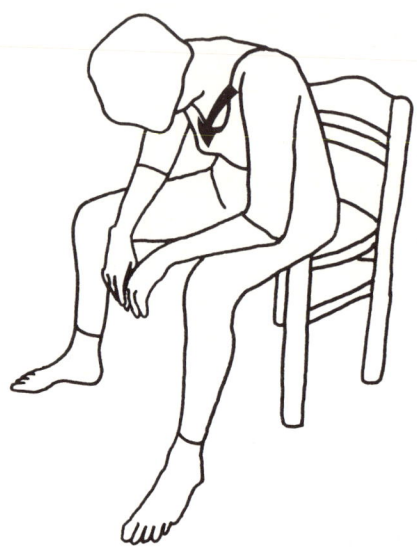

Ausgangsstellung:

Sitz auf dem Stuhl
Füße stehen etwas über Hüftbreite
am Boden
Arme hängen neben dem Körper

Anzahl:

1mal üben

Ausführung:

Oberkörper nach vorn beugen
Unterarme auf die Oberschenkel
legen
Hände baumeln lassen
Kopf senken , Augen schließen
nun: entspannen Sie für einen kurzen Augenblick
beobachten Sie Ihre Atmung (den
eigenen Rhythmus Ihrer Atmung)
schicken Sie Ihre Gedanken in die
Zauberwelt der Märchen, und vergessen Sie einen Augenblick die
Außenwelt
langsam aufrichten
rekeln, gähnen und dehnen

Aufpassen:

nicht das Rekeln und Dehnen vergessen

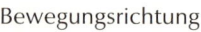 Bewegungsrichtung

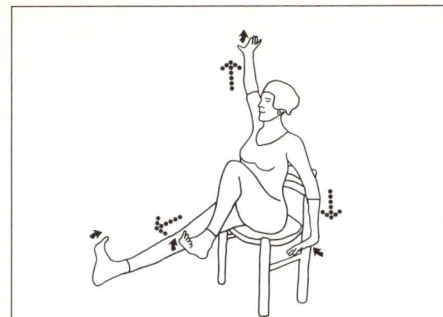

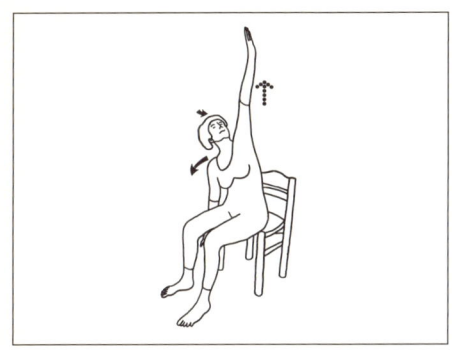

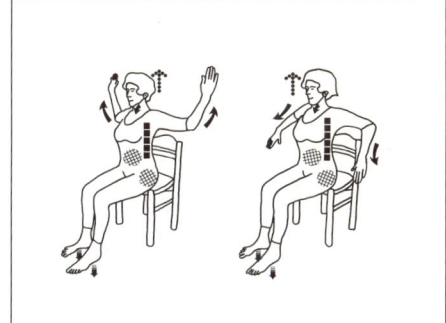

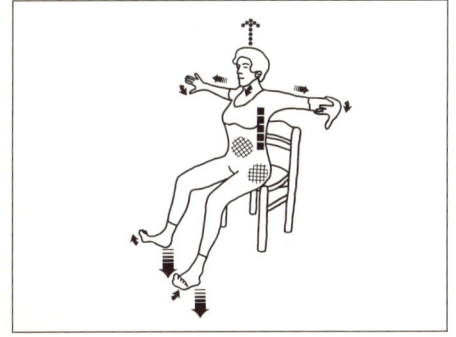

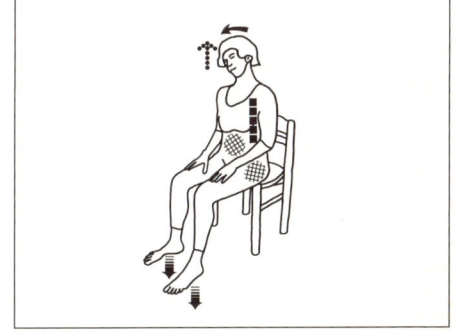

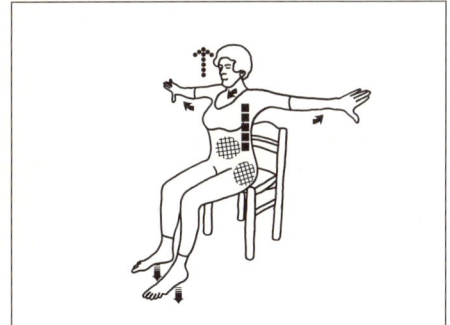

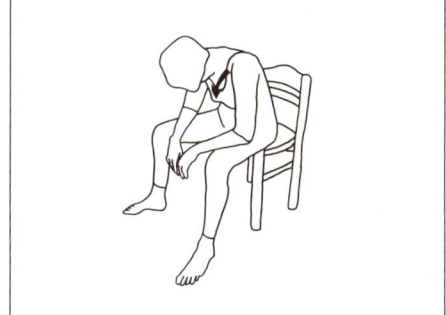

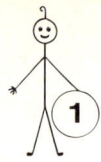

11. Übungstag

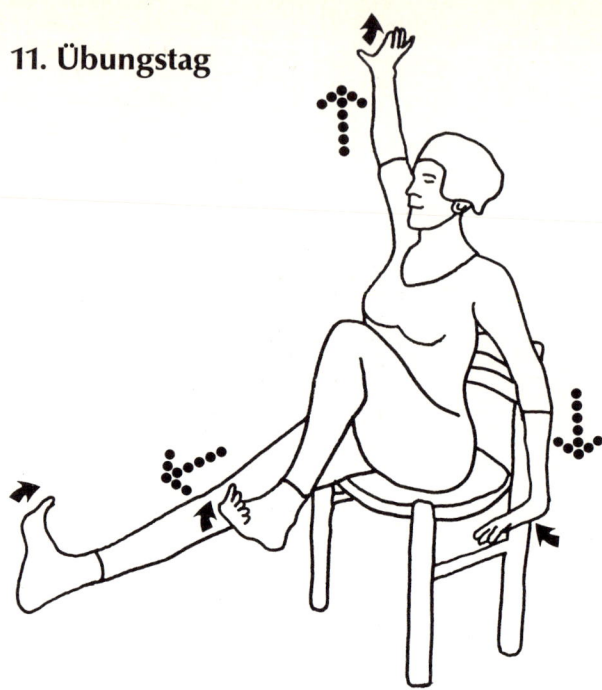

Ausgangsstellung:

Sitz auf dem Stuhl
Arme hängen neben dem Körper

Anzahl:

einige Male üben

Ausführung:

Arme und Beine entgegengesetzt
bewegen:
linkes Bein beugen, Fußspitze hochziehen
rechten Arm nach oben strecken
Handfläche ist zur Decke gerichtet
rechtes Bein vorstrecken, Fußspitze
hochziehen
linken Arm nach unten strecken
Handfläche ist zum Boden gerichtet
Arme und Beine wechseln, dabei
rekeln, dehnen, stöhnen und
gähnen

Aufpassen:

weiteratmen

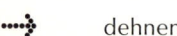 dehnen

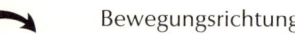 Bewegungsrichtung

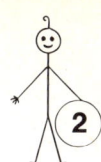

11. Übungstag

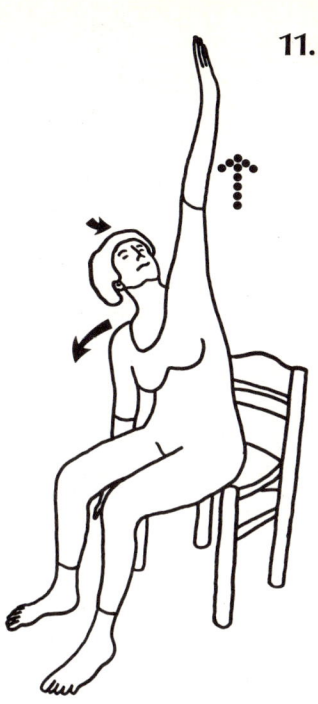

Ausgangsstellung:

Sitz auf dem Stuhl im vorderen
Drittel
Füße stehen hüftbreit parallel am
Boden
Arme hängen neben dem Körper

Anzahl:

2mal jeden Arm üben

Ausführung:

Dehnübung:
gerade aufrecht sitzen
nun: den Oberkörper nach rechts
neigen
rechten Arm locker hängen lassen
linken Arm über den Kopf nach
oben strecken
Arm langsam herausdehnen
zur linken Hand schauen
einen Augenblick diese Position
halten
Arm über die Seite senken
Oberkörper aufrichten
Spannung lösen

Aufpassen:

langsam dehnen
weiteratmen

Bewegungsrichtung

dehnen

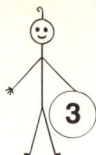

11. Übungstag

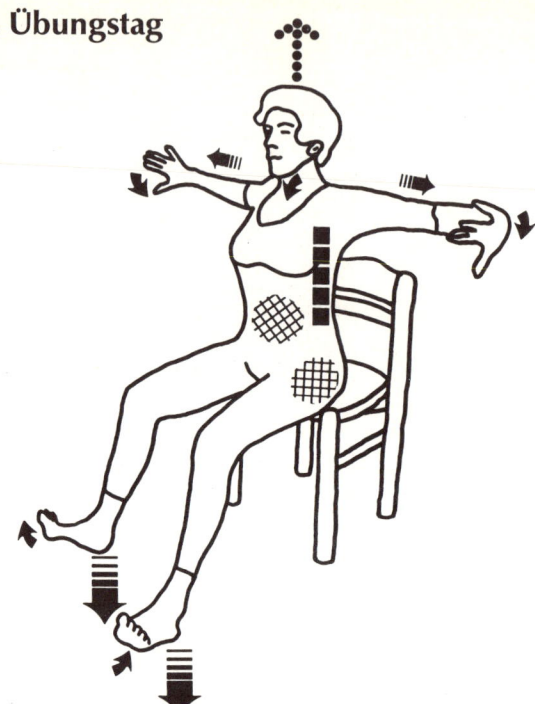

Ausgangsstellung:

Sitz auf dem Stuhl im vorderen
Drittel
Füße stehen etwas über Hüftbreite
parallel am Boden
Arme hängen neben dem Körper

Anzahl:

3mal wiederholen

IIII➡	stemmen
✕✕✕✕✕	spannen
▬▬▬▬	strecken
↘	Bewegungsrichtung
•••▶	dehnen

Ausführung:

Fußspitzen hochziehen
Fersen in den Boden stemmen
Hände in Richtung Unterarme ziehen
Ellbogen leicht beugen
Gesäßmuskeln spannen
Bauch einziehen
Rücken strecken
Kopf lang nach oben herausdehnen
Kinn etwas zur Brust ziehen
nun: Arme in Schulterhöhe anheben
Hände zur Seite stemmen
einen Augenblick die Position halten
Arme senken
Spannung lösen

Aufpassen:

Arme bleiben beim Spannen
gebeugt
weiteratmen

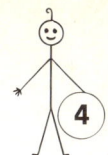

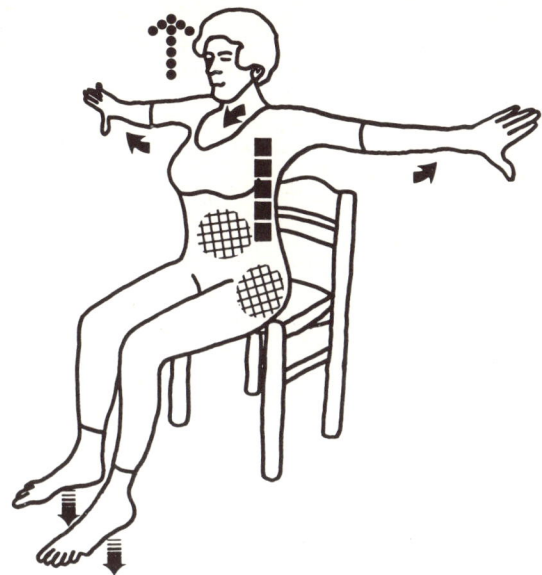

Ausgangsstellung:

Sitz auf dem Stuhl im vorderen
Drittel
Füße stehen hüftbreit parallel am
Boden
Arme hängen neben dem Körper

Anzahl:

einige Male wiederholen

IIII➤ stemmen

✕✕✕✕✕ spannen

▬▬▬▬▬ strecken

➴ Bewegungsrichtung

•••••➤ dehnen

Ausführung:

Füße in den Boden stemmen
Gesäßmuskeln spannen
Bauch einziehen
Rücken strecken
Kopf lang nach oben herausdehnen
Kinn etwas zur Brust ziehen
nun: Arme in Schulterhöhe zur Seite
anheben
Arme im Schultergelenk drehen
einmal zeigt der Daumen zum
Boden, dann zur Decke
Arme senken
Spannung lösen

Aufpassen:

gerade sitzen bleiben
weiteratmen

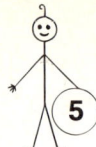

11. Übungstag

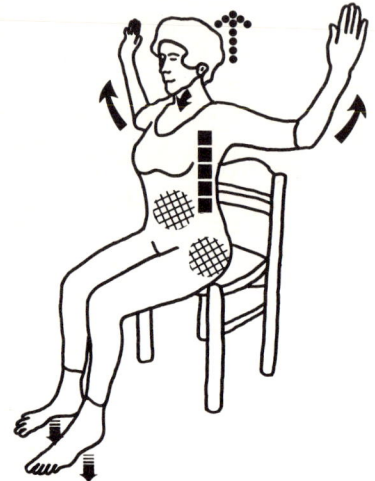
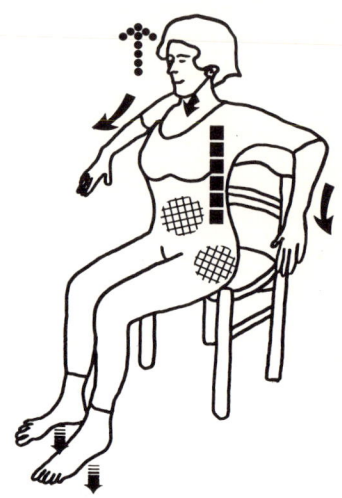

Ausgangsstellung:

Sitz auf dem Stuhl im vorderen
Drittel
Füße stehen hüftbreit parallel am
Boden
Arme hängen neben dem Körper

Anzahl:

einige Male wiederholen

‖▶	stemmen
⨯⨯⨯⨯⨯	spannen
▪▪▪▪▪	strecken
↘	Bewegungsrichtung
⋯⋯▸	dehnen

Ausführung:

Füße in den Boden stemmen
Gesäßmuskeln spannen
Bauch einziehen
Rücken strecken
Kopf lang nach oben herausdehnen
Kinn etwas zur Brust ziehen
Arme in Schulterhöhe zur Seite
anheben
Ellbogen beugen
nun: beide Arme drehen
einmal zeigen die Hände nach
oben, dann nach unten
Arme senken
Spannung lösen

Aufpassen:

beide Oberarme bleiben in Schulterhöhe
weiteratmen

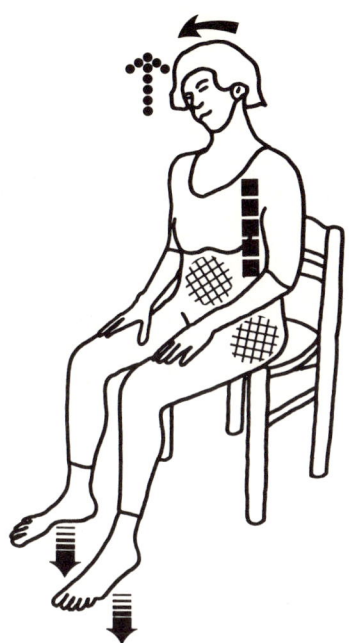

Ausgangsstellung:

Sitz auf dem Stuhl im vorderen
Drittel
Füße stehen hüftbreit parallel am
Boden
Hände liegen auf den Ober-
schenkeln

Anzahl:

2mal zu jeder Seite üben

⫿⫿▶	stemmen
⨯⨯⨯⨯⨯⨯	spannen
▄▄▄▄▄	strecken
⋯⋯▸	dehnen
↘	Bewegungsrichtung

Ausführung:

Füße in den Boden stemmen
Gesäßmuskeln spannen
Bauch einziehen
Schultern etwas zurücknehmen
Rücken strecken
Kopf lang nach oben herausdehnen
Kinn etwas zur Brust ziehen
nun: Kopf zur rechten Seite neigen
rechtes Ohr zur rechten Schulter sin-
ken lassen
bitte vorn einen Orientierungspunkt
anschauen
einen Augenblick die Position halten
Kopf in Mittelstellung nehmen
Spannung lösen

Aufpassen:

den Kopf nicht drehen
nach vorn schauen
weiteratmen

11. Übungstag

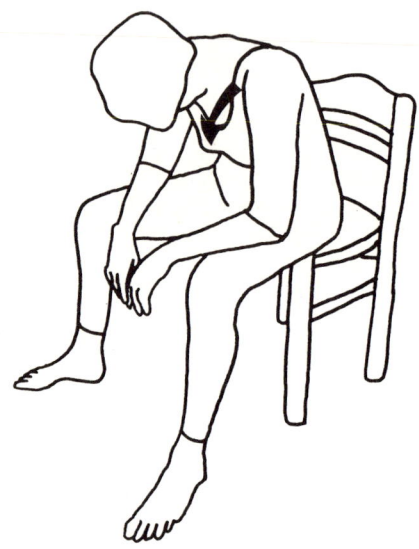

Ausgangsstellung:

Sitz auf dem Stuhl
Füße stehen etwas über Hüftbreite
am Boden
Arme hängen neben dem Körper

Anzahl:

1mal üben

Ausführung:

Oberkörper nach vorn beugen
Unterarme auf die Oberschenkel
legen
Hände baumeln lassen
Kopf senken, Augen schließen
nun: entspannen Sie für einen kurzen Augenblick
beobachten Sie Ihre Atmung (den
eigenen Rhythmus Ihrer Atmung)
schicken Sie Ihre Gedanken in die
Zauberwelt der Märchen, und vergessen Sie einen Augenblick die
Außenwelt
langsam aufrichten
rekeln, gähnen und dehnen

Aufpassen:

nicht das Rekeln und Dehnen vergessen

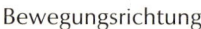 Bewegungsrichtung

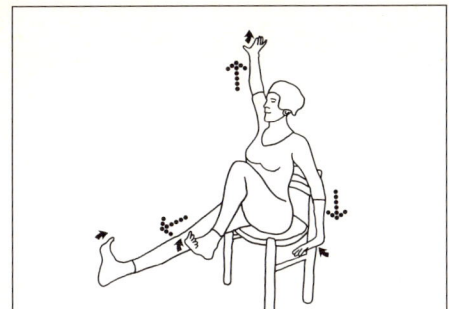

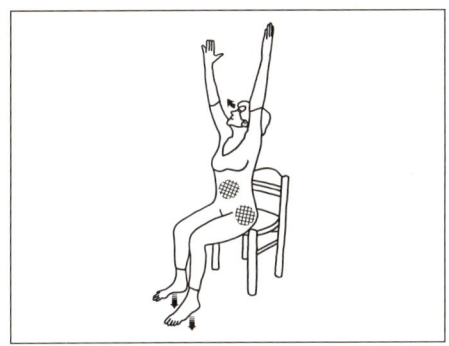

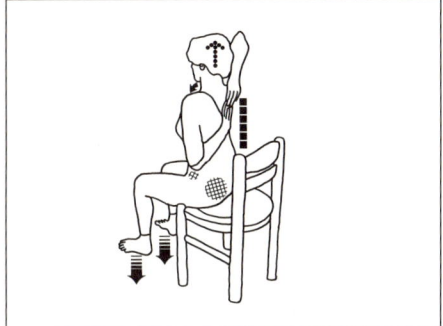

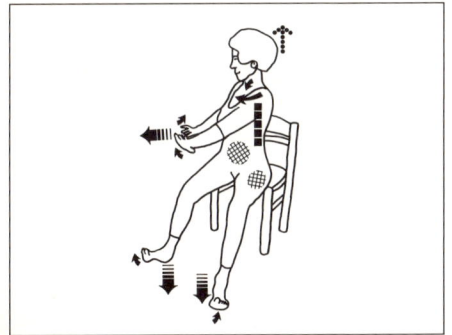

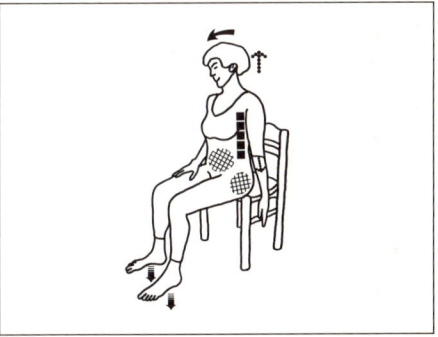

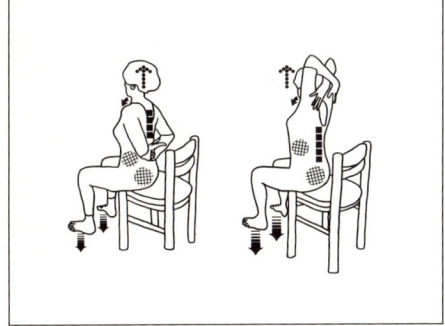

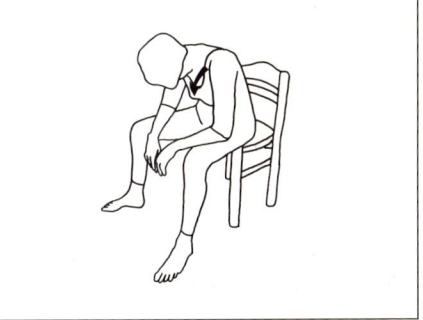

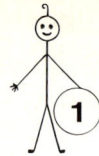

12. Übungstag

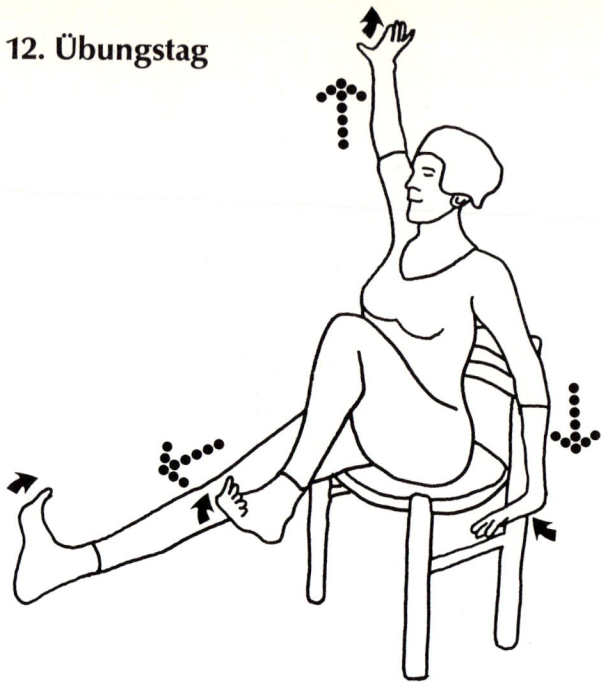

Ausgangsstellung:

Sitz auf dem Stuhl
Arme hängen neben dem Körper

Anzahl:

einige Male üben

Ausführung:

Arme und Beine entgegengesetzt
bewegen:
linkes Bein beugen, Fußspitze hochziehen
rechten Arm nach oben strecken
Handfläche ist zur Decke gerichtet
rechtes Bein vorstrecken, Fußspitze
hochziehen
linken Arm nach unten strecken
Handfläche ist zum Boden gerichtet
Arme und Beine wechseln, dabei
rekeln, dehnen, stöhnen und
gähnen

Aufpassen:

weiteratmen

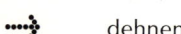   dehnen

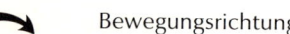   Bewegungsrichtung

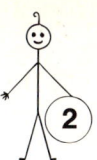

12. Übungstag

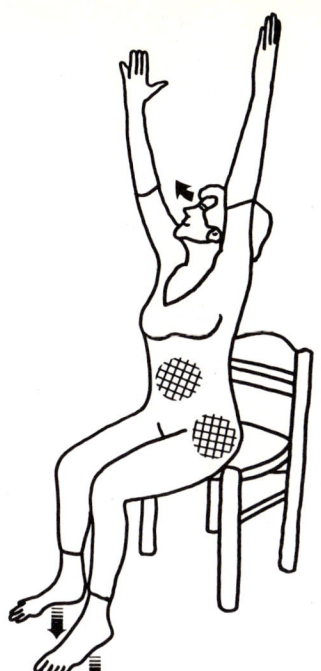

Ausgangsstellung:

Sitz auf dem Stuhl im vorderen
Drittel
Füße stehen hüftbreit parallel am
Boden
Arme hängen neben dem Körper

Anzahl:

2mal zu jeder Seite üben

IIII➡ stemmen

✕✕✕✕✕✕ spannen

↘ Bewegungsrichtung

Ausführung:

Füße in den Boden stemmen
Gesäßmuskeln spannen
Bauch einziehen
Arme über den Kopf nach oben
strecken
Handflächen zueinanderdrehen
nun: zur rechten Hand hinauf-
schauen
Kopf zurückdrehen
zur linken Hand hinaufschauen
Kopf zurückdrehen
Arme über die Seite senken
Spannung lösen

Aufpassen:

Kopf nach jeder Drehung zur Mittelstellung zurückdrehen
weiteratmen

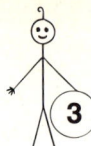

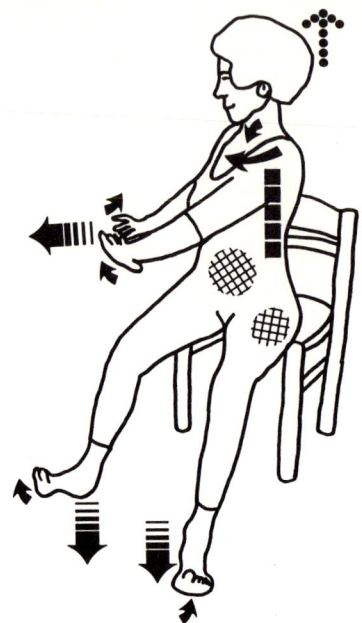

Ausgangsstellung:

Sitz auf dem Stuhl im vorderen
Drittel
Füße stehen etwas über Hüftbreite
parallel am Boden
Arme hängen neben dem Körper

Anzahl:

2mal zu jeder Seite üben

IIIII➡	stemmen
✕✕✕✕✕	spannen
■■■■■	strecken
••••➤	dehnen
↘	Bewegungsrichtung

Ausführung:

Fußspitzen hochziehen
Fersen in den Boden stemmen
Hände in Richtung Unterarme ziehen
Ellbogen leicht beugen
Gesäßmuskeln spannen
Bauch einziehen, Rücken strecken
Kopf lang nach oben herausdehnen
Kinn etwas zur Brust ziehen
nun: den Oberkörper etwas nach
rechts drehen
Arme nach rechts nehmen
Hände zum Boden stemmen
einen Augenblick die Position halten
Oberkörper zurückdrehen
Arme senken, Spannung lösen

Aufpassen:

Arme bleiben beim Spannen
gebeugt
weiteratmen

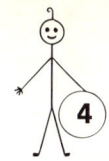

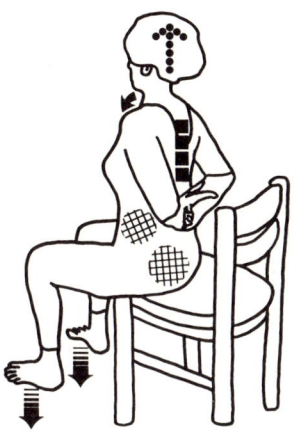 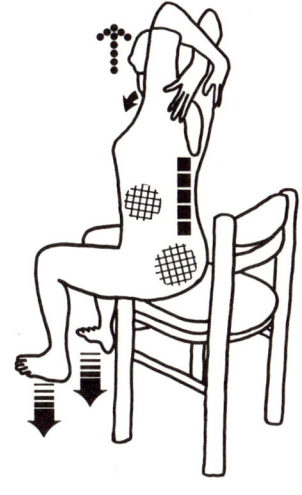

Ausgangsstellung:

Sitz auf dem Stuhl im vorderen
Drittel
Füße stehen hüftbreit parallel am
Boden
Arme hängen neben dem Körper

Anzahl:

einige Male wiederholen

IIII➡	stemmen
✕✕✕✕✕	spannen
■■■■■	strecken
↘	Bewegungsrichtung
⋯➤	dehnen

Ausführung:

Füße in den Boden stemmen
Gesäßmuskeln spannen
Bauch einziehen
Rücken strecken
Kopf lang nach oben herausdehnen
Kinn etwas zur Brust ziehen
nun: beide Arme hinter den Rücken
nehmen, Unterarme fassen
nun: beide Arme hinter dem Kopf
kreuzen
Hände auf die Schultern legen
beide Bewegungen im Wechsel
üben
Arme senken
Spannung lösen

Aufpassen:

immer gerade sitzen bleiben
weiteratmen

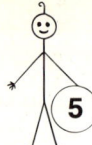

12. Übungstag

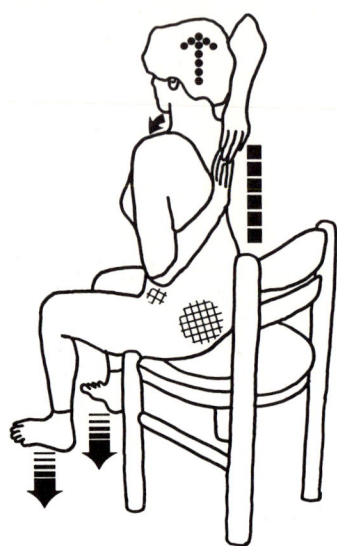

Ausgangsstellung:

Sitz auf dem Stuhl im vorderen
Drittel
Füße stehen hüftbreit parallel am
Boden
Arme hängen neben dem Körper

Anzahl:

einige Male wiederholen

|||▶   stemmen

⨯⨯⨯⨯⨯⨯   spannen

▪▪▪▪▪   strecken

➘   Bewegungsrichtung

⋯▶   dehnen

Ausführung:

Füße in den Boden stemmen
Gesäßmuskeln spannen
Bauch einziehen
Rücken strecken
Kopf lang nach oben herausdehnen
Kinn etwas zur Brust ziehen
nun: versuchen, beide Hände hinter
dem Rücken zu berühren oder zu
fassen
die Bewegung im Wechsel üben
Arme senken
Spannung lösen

Aufpassen:

gerade sitzen bleiben
nicht immer lassen sich beide
Hände hinter dem Rücken zusammenführen
weiteratmen

12. Übungstag

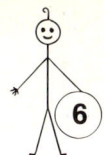

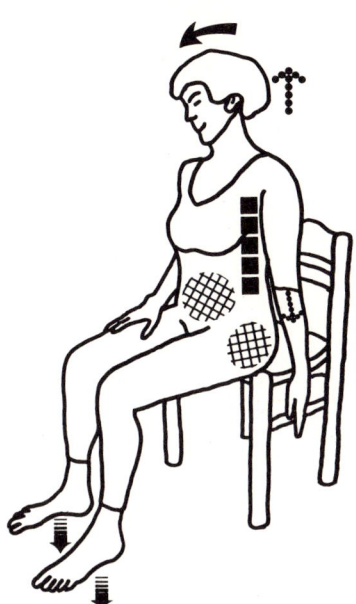

Ausgangsstellung:

Sitz auf dem Stuhl im vorderen Drittel
Füße stehen hüftbreit parallel am Boden
Hände liegen auf den Oberschenkeln

Anzahl:

2mal jede Seite üben

IIII➡	stemmen
✕✕✕✕✕	spannen
■■■■■	strecken
┅┅➤	dehnen
↘	Bewegungsrichtung

Ausführung:

Füße in den Boden stemmen
Gesäßmuskeln spannen
Bauch einziehen
Schultern etwas zurücknehmen
Rücken strecken
Kopf lang nach oben herausdehnen
Kinn etwas zur Brust ziehen
nun: Kopf zur rechten Seite neigen
linken Arm neben dem Körper hängen lassen
vorsichtig den linken Arm nach unten zum Boden dehnen
einen Augenblick die Position halten
Kopf aufrichten
Spannung lösen

Aufpassen:

den Kopf nicht drehen
nach vorn schauen
weiteratmen

95

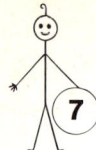

12. Übungstag

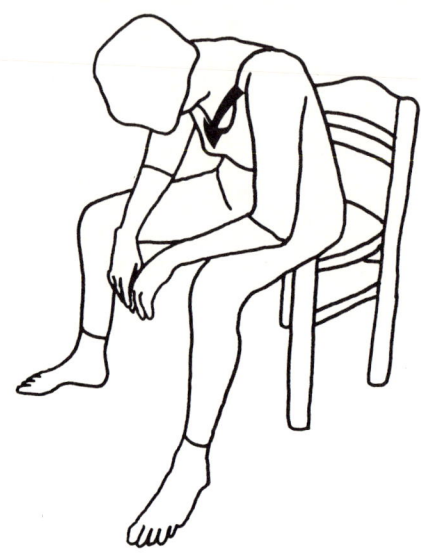

Ausgangsstellung:

Sitz auf dem Stuhl
Füße stehen etwas über Hüftbreite
am Boden
Arme hängen neben dem Körper

Anzahl:

1mal üben

Ausführung:

Oberkörper nach vorn beugen
Unterarme auf die Oberschenkel
legen
Hände baumeln lassen
Kopf senken, Augen schließen
nun: entspannen Sie für einen kurzen Augenblick
beobachten Sie Ihre Atmung (den
eigenen Rhythmus Ihrer Atmung)
schicken Sie Ihre Gedanken in die
Zauberwelt der Märchen, und vergessen Sie einen Augenblick die
Außenwelt
langsam aufrichten
rekeln, gähnen und dehnen

Aufpassen:

nicht das Rekeln und Dehnen vergessen

Bewegungsrichtung

96

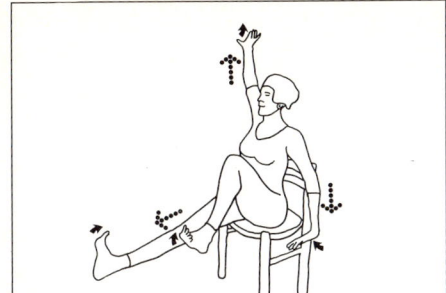

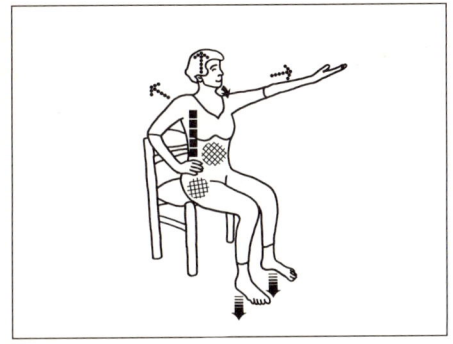

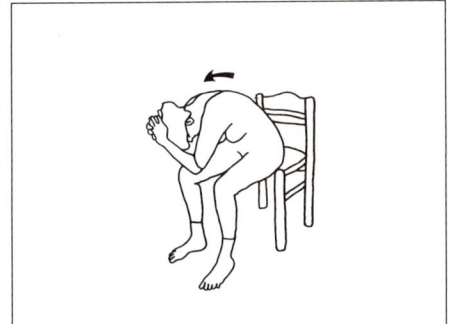

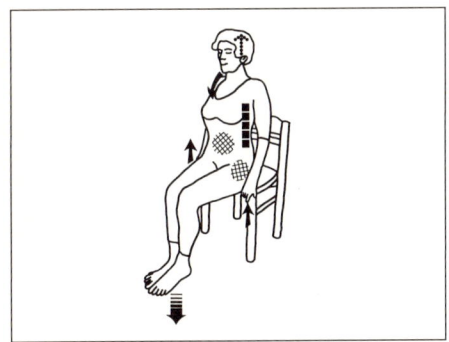

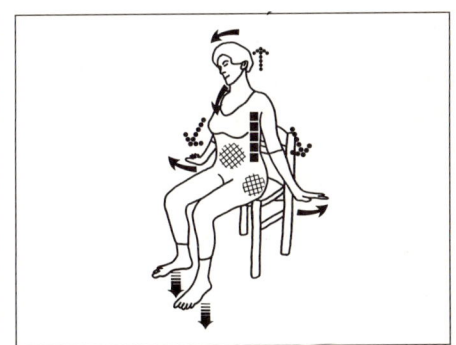

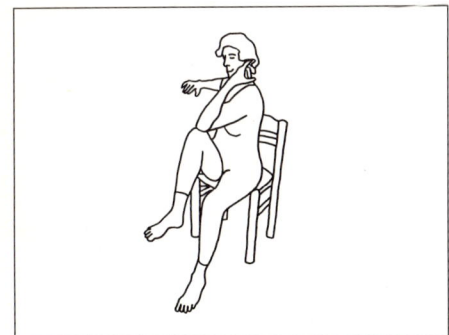

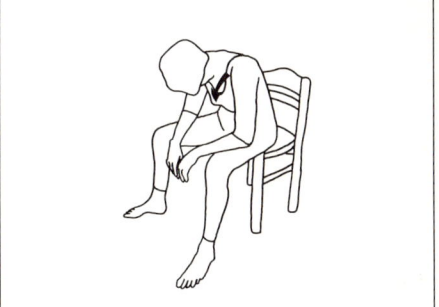

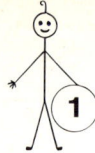

13. Übungstag

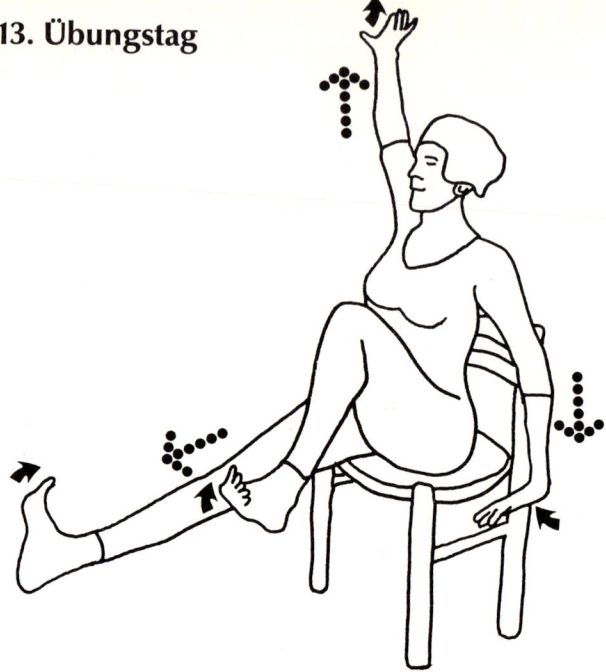

Ausgangsstellung:

Sitz auf dem Stuhl
Arme hängen neben dem Körper

Anzahl:

einige Male üben

Ausführung:

Arme und Beine entgegengesetzt
bewegen:
linkes Bein beugen, Fußspitze hochziehen
rechten Arm nach oben strecken
Handfläche ist zur Decke gerichtet
rechtes Bein vorstrecken, Fußspitze
hochziehen
linken Arm nach unten strecken
Handfläche ist zum Boden gerichtet
Arme und Beine wechseln, dabei
rekeln, dehnen, stöhnen und
gähnen

Aufpassen:

weiteratmen

 dehnen

 Bewegungsrichtung

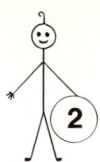

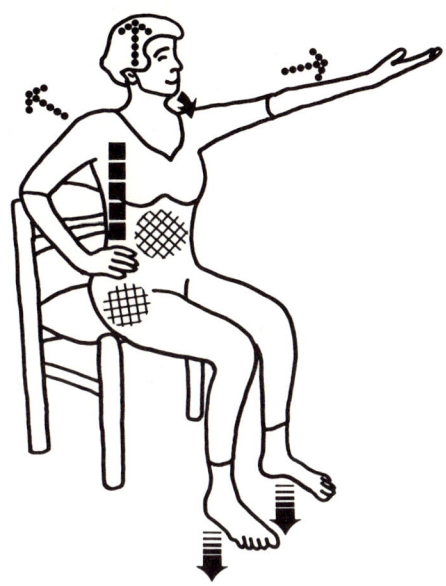

Ausgangsstellung:

Sitz auf dem Stuhl im vorderen Drittel
Füße stehen hüftbreit parallel am Boden
Arme hängen neben dem Körper

Anzahl:

einige Male wiederholen

|||➡ stemmen

⨯⨯⨯⨯⨯ spannen

▪▪▪▪▪ strecken

➘ Bewegungsrichtung

••••➤ dehnen

Ausführung:

Dehnübung:

Füße in den Boden stemmen
Gesäßmuskeln spannen
Bauch einziehen, Rücken strecken
Kopf lang nach oben herausdehnen
Kinn etwas zur Brust ziehen
rechte Hand ans Becken nehmen
linken Arm in Schulterhöhe nach vorn strecken
Handfläche nach oben drehen
nun: linken Arm nach vorn dehnen
linke Schulter mit nach vorn dehnen
rechte Schulter nach hinten dehnen
beide Arme im Wechsel üben
Arme senken, Spannung lösen

Aufpassen:

gerade sitzen bleiben
nur Arm und Schulter dehnen
weiteratmen

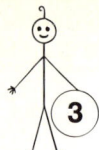

13. Übungstag

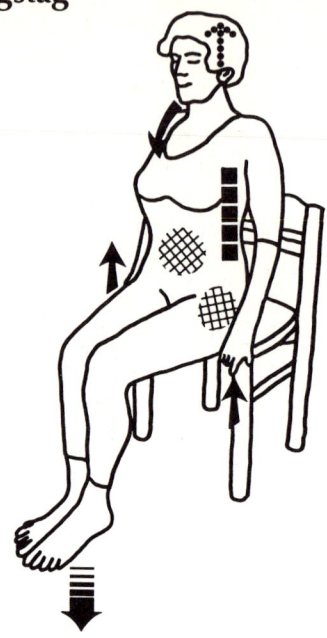

Ausgangsstellung:

Sitz auf dem Stuhl im vorderen
Drittel
Füße stehen nebeneinander am
Boden
Arme hängen neben dem Körper

Anzahl:

3mal wiederholen

‖▶	stemmen
✕✕✕✕	spannen
▪▪▪▪	strecken
↘	Bewegungsrichtung
→	Bewegungsrichtung
⋯▶	dehnen

Ausführung:

Füße in den Boden stemmen
Gesäßmuskeln spannen
Bauch einziehen
Rücken strecken
Kopf lang nach oben herausdehnen
Kinn etwas zur Brust ziehen
Hände umfassen vorn die Stuhlkante
nun: mit gestreckten Armen den
Stuhlsitz nach oben ziehen wollen
einen Augenblick diese Position
halten
Spannung lösen

Aufpassen:

nicht nach hinten lehnen
gerade sitzen bleiben
weiteratmen

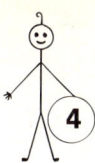

13. Übungstag

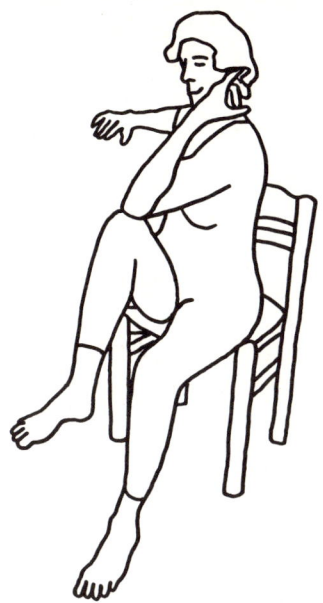

Ausgangsstellung:

Sitz auf dem Stuhl im vorderen
Drittel
Füße stehen hüftbreit parallel am
Boden
Arme hängen neben dem Körper

Anzahl:

einige Male wiederholen

Ausführung:

Rücken strecken
Arme in Schulterhöhe anheben
Ellbogen beugen
nun: rechtes Bein zum Bauch anheben
linker Ellbogen tippt zum rechten
Knie
Bein zurückstellen
Arm zurücknehmen
ebenso mit linkem Bein und rechtem Arm üben

Aufpassen:

Kopf und Brustkorb werden mit-
bewegt
weiteratmen

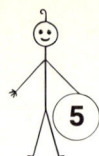

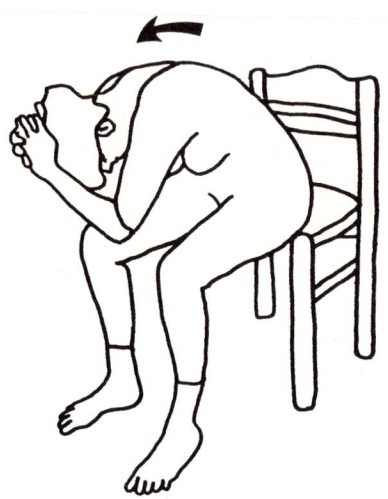

Ausgangsstellung:

Sitz auf dem Stuhl im vorderen Drittel
Füße stehen hüftbreit parallel am Boden
Arme hängen neben dem Körper

Anzahl:

2mal jede Seite üben

Ausführung:

Füße in den Boden stemmen
Gesäßmuskeln spannen
Bauch einziehen
Rücken strecken
Hände auf den Kopf legen
nun: Oberkörper nach vorn in Richtung rechtes Knie beugen
(Bauch- und Gesäßmuskelspannung läßt nach)
beide Ellbogen zum rechten Knie führen
Oberkörper langsam aufrichten
Bauch- und Gesäßmuskeln wieder spannen
Arme über die Seite senken
Spannung lösen

Aufpassen:

weiteratmen

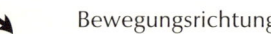 Bewegungsrichtung

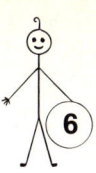

13. Übungstag

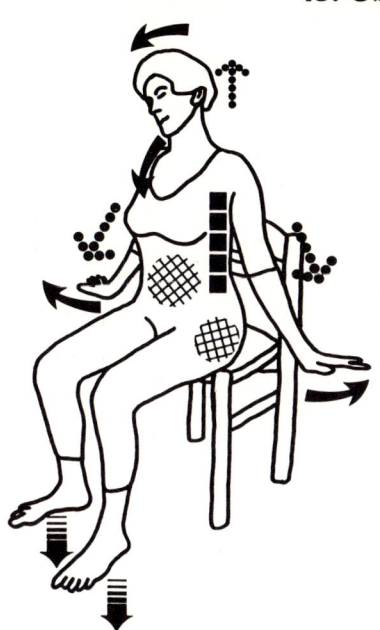

6

Ausgangsstellung:

Sitz auf dem Stuhl im vorderen Drittel
Füße stehen hüftbreit parallel am Boden
Arme hängen neben dem Körper

Anzahl:

2mal jede Seite üben

‖‖➡	stemmen
✕✕✕✕✕✕	spannen
■■■■■	strecken
�’	Bewegungsrichtung
⋯➔	dehnen

Ausführung:

Füße in den Boden stemmen
Gesäßmuskeln spannen
Bauch einziehen
Schultern etwas zurücknehmen
Rücken strecken
Kopf lang nach oben herausdehnen
Kinn etwas zur Brust ziehen
Hände in Richtung Unterarme ziehen
nun: den Kopf zur rechten Seite neigen
beide Arme zum Boden dehnen
einen Augenblick die Position halten
Kopf zurücknehmen
Spannung lösen

Aufpassen:

nicht den Kopf drehen
nach vorn schauen
weiteratmen

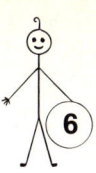

103

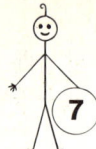

13. Übungstag

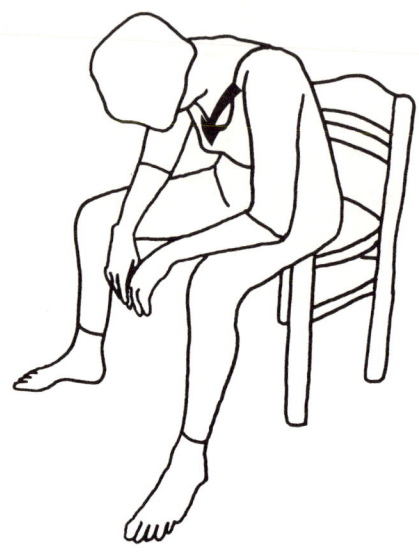

Ausgangsstellung:

Sitz auf dem Stuhl
Füße stehen etwas über Hüftbreite
am Boden
Arme hängen neben dem Körper

Anzahl:

1mal üben

Ausführung:

Oberkörper nach vorn beugen
Unterarme auf die Oberschenkel
legen
Hände baumeln lassen
Kopf senken, Augen schließen
nun: entspannen Sie für einen kurzen Augenblick
beobachten Sie Ihre Atmung (den
eigenen Rhythmus Ihrer Atmung)
schicken Sie Ihre Gedanken in die
Zauberwelt der Märchen, und vergessen Sie einen Augenblick die
Außenwelt
langsam aufrichten
rekeln, gähnen und dehnen

Aufpassen:

nicht das Rekeln und Dehnen vergessen

➘ Bewegungsrichtung

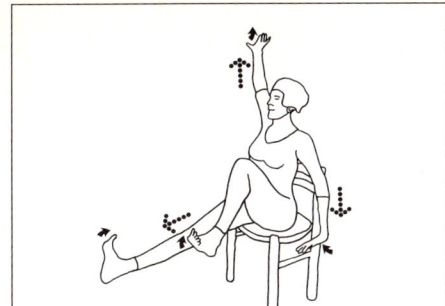

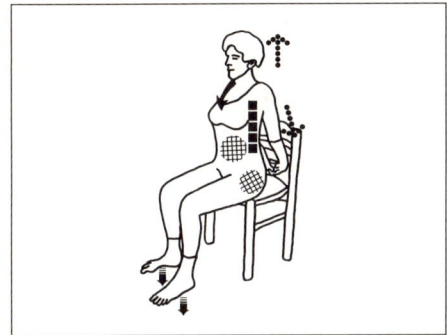

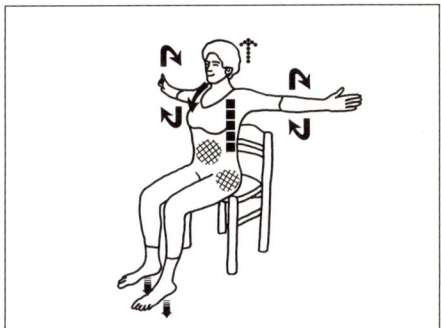

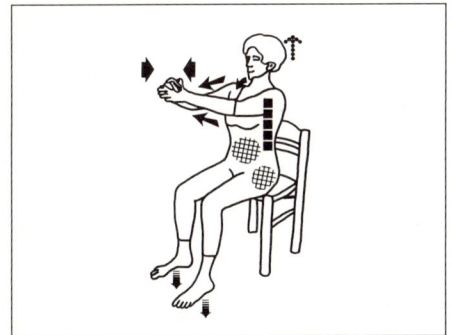

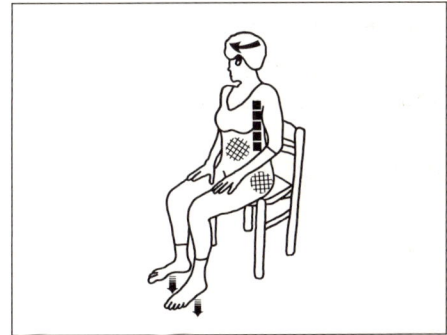

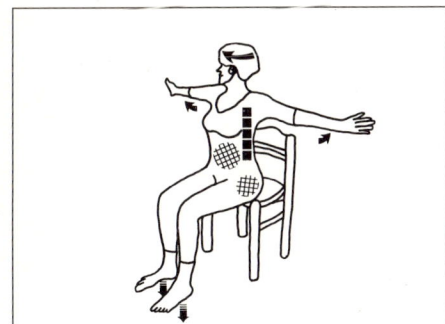

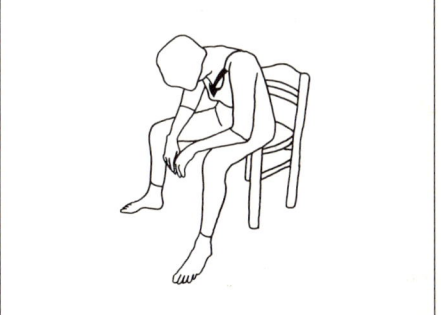

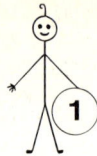

14. Übungstag

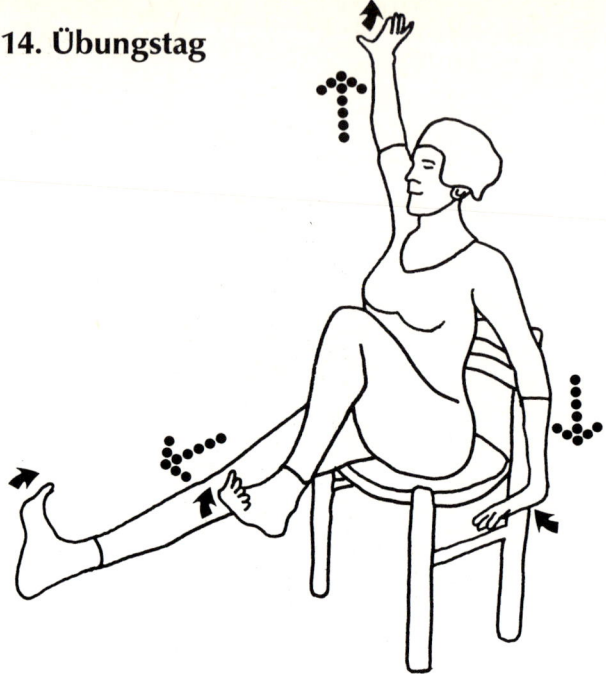

Ausgangsstellung:

Sitz auf dem Stuhl
Arme hängen neben dem Körper

Anzahl:

einige Male üben

Ausführung:

Arme und Beine entgegengesetzt
bewegen:
linkes Bein beugen, Fußspitze hochziehen
rechten Arm nach oben strecken
Handfläche ist zur Decke gerichtet
rechtes Bein vorstrecken, Fußspitze
hochziehen
linken Arm nach unten strecken
Handfläche ist zum Boden gerichtet
Arme und Beine wechseln, dabei
rekeln, dehnen, stöhnen und
gähnen

Aufpassen:

weiteratmen

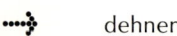   dehnen

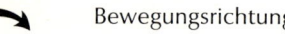   Bewegungsrichtung

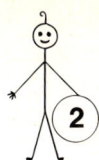

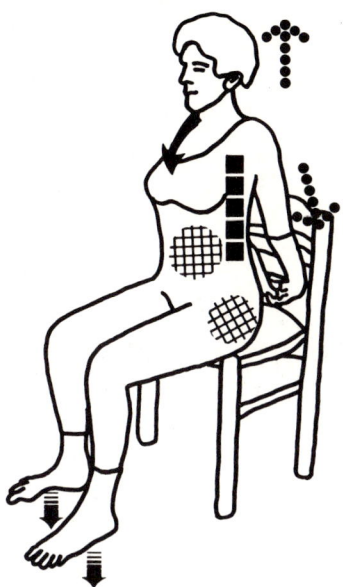

Ausgangsstellung:

Sitz auf dem Stuhl im vorderen Drittel
Füße stehen hüftbreit parallel am Boden
Arme hängen neben dem Körper

Anzahl:

3mal wiederholen

⫸	stemmen
⋙	spannen
▬▬▬	strecken
⬎	Bewegungsrichtung
⋯⋗	dehnen

Ausführung:

Dehnübung:

Füße in den Boden stemmen
Gesäßmuskeln spannen
Bauch einziehen
Rücken strecken
Kopf lang nach oben herausdehnen
Kinn etwas zur Brust ziehen
nun: Hände hinter dem Rücken falten
Arme nach hinten unten ziehen
Ellbogen nach innen drehen
einen Augenblick diese Position halten
Spannung lösen

Aufpassen:

gerade sitzen bleiben
Bauchspannung halten
weiteratmen

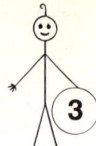

14. Übungstag

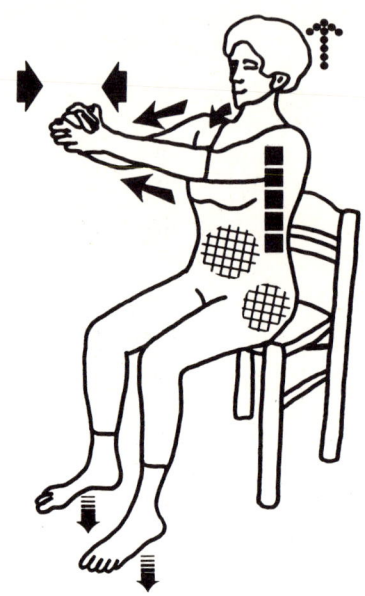

Ausgangsstellung:

Sitz auf dem Stuhl im vorderen Drittel
Füße stehen hüftbreit parallel am Boden
Arme hängen neben dem Körper

Anzahl:

3mal wiederholen

‖➡	stemmen
✕✕✕✕✕	spannen
▪▪▪▪▪	strecken
➤	drücken
↘	Bewegungsrichtung
➙	Bewegungsrichtung
⋯➤	dehnen

Ausführung:

Füße in den Boden stemmen
Gesäßmuskeln spannen
Bauch einziehen
Rücken strecken
Kopf lang nach oben herausdehnen
Kinn etwas zur Brust ziehen
beide Hände gegeneinanderlegen
Arme in Brusthöhe anheben
nun: beide Hände gegeneinander-
drücken
Arme langsam nach vorn strecken
einen Augenblick diese Position
halten
Arme senken
Spannung lösen

Aufpassen:

gerade sitzen bleiben
weiteratmen

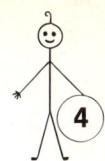

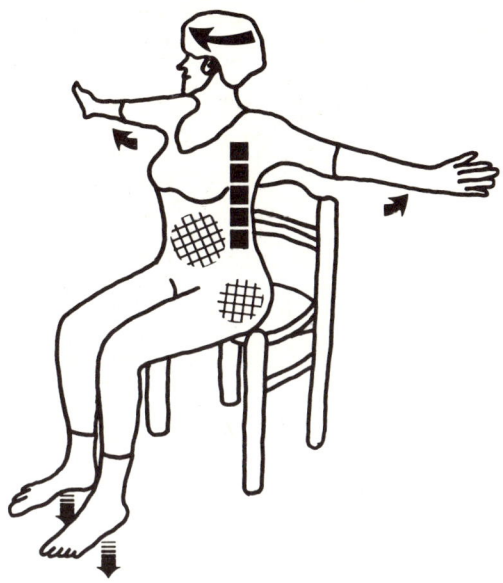

Ausgangsstellung:

Sitz auf dem Stuhl im vorderen Drittel
Füße stehen hüftbreit parallel am Boden
Arme hängen neben dem Körper

Anzahl:

2mal jede Seite üben

▌▌▌➡	stemmen
✕✕✕✕	spannen
▬▬▬▬	strecken
↘	Bewegungsrichtung

Ausführung:

Füße in den Boden stemmen
Gesäßmuskeln spannen
Bauch einziehen, Rücken strecken
Kopf lang nach oben herausdehnen
Kinn etwas zur Brust ziehen
Arme zur Seite anheben
nun: beide Arme nach innen drehen
Handflächen zeigen nach oben
nun: Kopf nach rechts drehen
in die Handfläche hineinschauen
einen Augenblick die Position halten
Kopf zur Mitte zurückdrehen
Arme zurückdrehen und senken
Spannung lösen
ebenso zur linken Seite üben

Aufpassen:

gerade sitzen bleiben
Kopf langsam drehen
weiteratmen

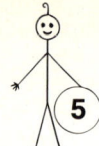

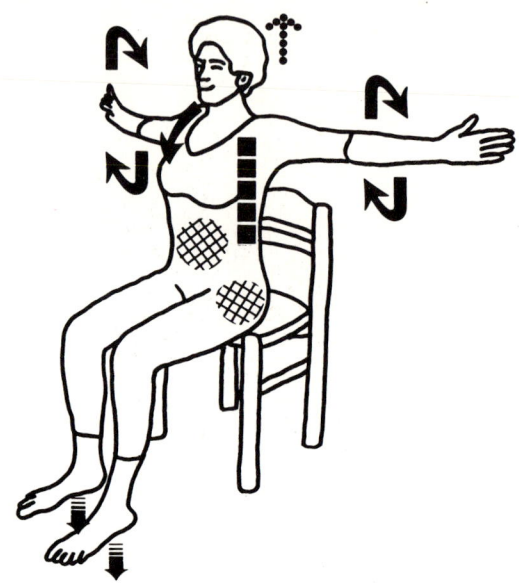

Ausgangsstellung:

Sitz auf dem Stuhl im vorderen
Drittel
Füße stehen hüftbreit parallel am
Boden
Arme hängen neben dem Körper

Anzahl:

einige Male nach vorn kreisen
einige Male nach hinten kreisen

‖‖▶	stemmen
✕✕✕✕✕	spannen
■■■■■	strecken
⋯⋯⃗	dehnen
↘	Bewegungsrichtung

Ausführung:

Füße in den Boden stemmen
Gesäßmuskeln spannen
Bauch einziehen
Rücken strecken
Kopf lang nach oben herausdehnen
Kinn etwas zur Brust ziehen
Arme in Schulterhöhe zur Seite
anheben
nun: beide Arme nach vorn kreisen
und nach hinten kreisen
Arme senken
Spannung lösen

Aufpassen:

gerade sitzen bleiben
weiteratmen

110

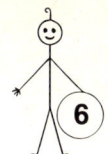

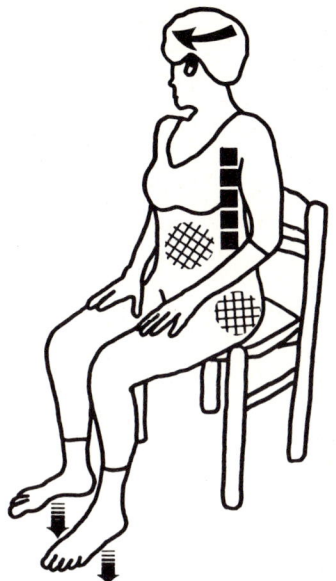

Ausgangsstellung:

Sitz auf dem Stuhl im vorderen
Drittel
Füße stehen hüftbreit parallel am
Boden
Hände liegen auf den Ober-
schenkeln

Anzahl:

2mal zu jeder Seite üben

‖➡	stemmen
⬚⬚⬚	spannen
▪▪▪▪▪	strecken
↘	Bewegungsrichtung

Ausführung:

Füße in den Boden stemmen
Gesäßmuskeln spannen
Bauch einziehen
Rücken strecken
Kopf lang nach oben herausdehnen
Kinn etwas zur Brust ziehen
nun: Kopf nach rechts drehen
über die Schulter nach hinten zum
Boden schauen
einen Augenblick diese Position
halten
Kopf zurückdrehen
Spannung lösen

Aufpassen:

Kopf langsam drehen
gerade sitzen bleiben
weiteratmen

14. Übungstag

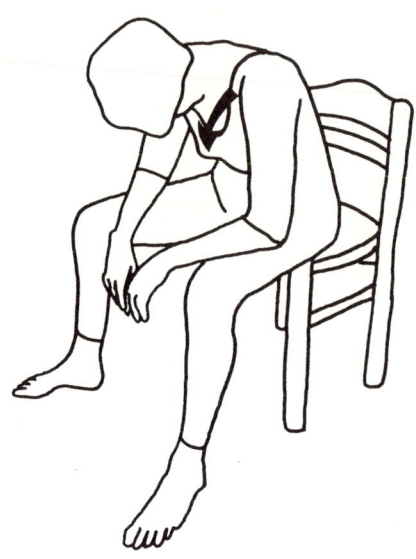

Ausgangsstellung:

Sitz auf dem Stuhl
Füße stehen etwas über Hüftbreite
am Boden
Arme hängen neben dem Körper

Anzahl:

1mal üben

Ausführung:

Oberkörper nach vorn beugen
Unterarme auf die Oberschenkel
legen
Hände baumeln lassen
Kopf senken, Augen schließen
nun: entspannen Sie für einen kurzen Augenblick
beobachten Sie Ihre Atmung (den
eigenen Rhythmus Ihrer Atmung)
schicken Sie Ihre Gedanken in die
Zauberwelt der Märchen, und vergessen Sie einen Augenblick die
Außenwelt
langsam aufrichten
rekeln, gähnen und dehnen

Aufpassen:

nicht das Rekeln und Dehnen vergessen

➥ Bewegungsrichtung

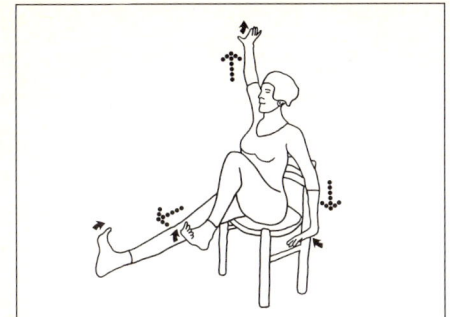

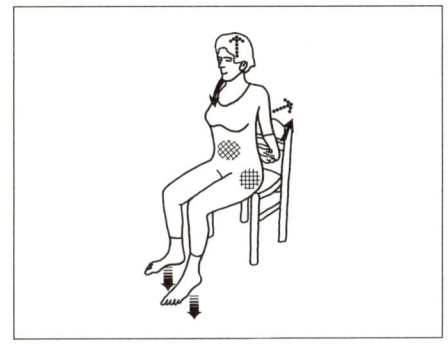

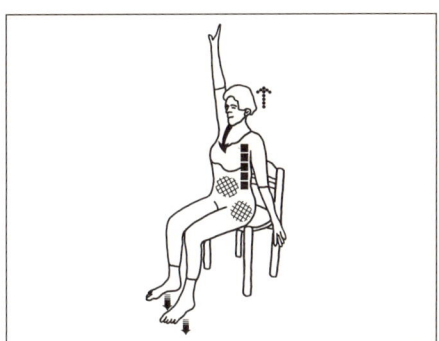

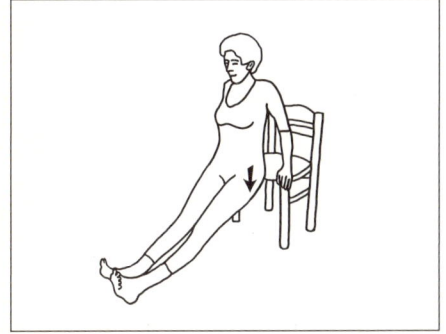

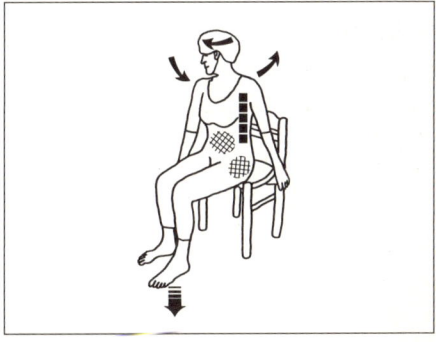

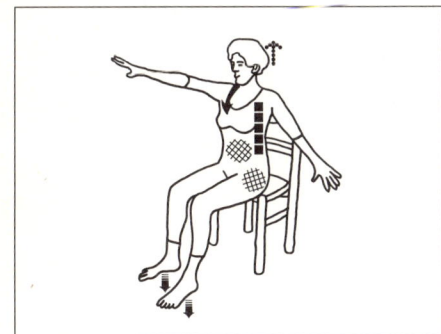

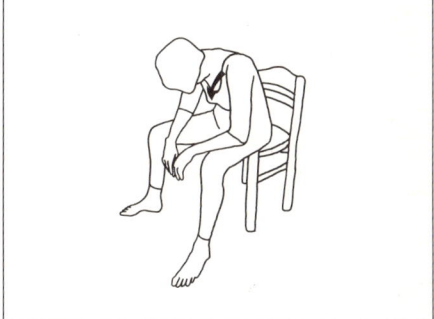

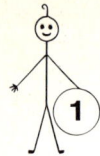

15. Übungstag

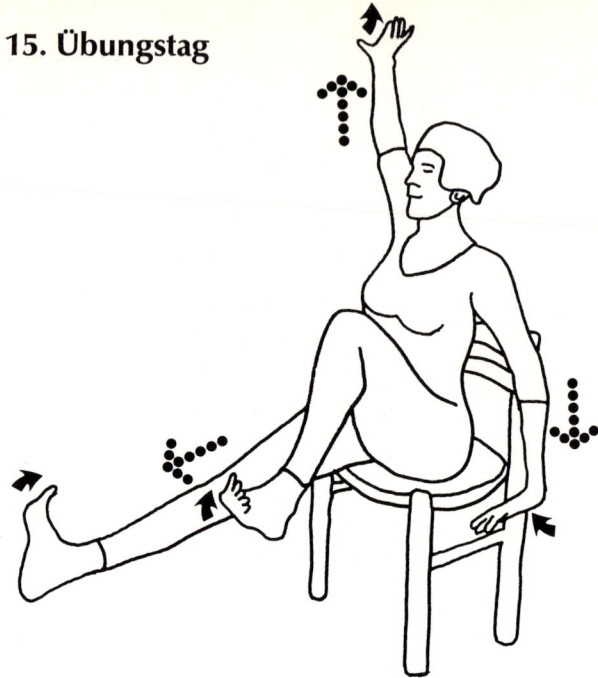

Ausgangsstellung:

Sitz auf dem Stuhl
Arme hängen neben dem Körper

Anzahl:

einige Male üben

Ausführung:

Arme und Beine entgegengesetzt
bewegen:
linkes Bein beugen, Fußspitze hochziehen
rechten Arm nach oben strecken
Handfläche ist zur Decke gerichtet
rechtes Bein vorstrecken, Fußspitze
hochziehen
linken Arm nach unten strecken
Handfläche ist zum Boden gerichtet
Arme und Beine wechseln, dabei
rekeln, dehnen, stöhnen und
gähnen

Aufpassen:

weiteratmen

 dehnen

 Bewegungsrichtung

114

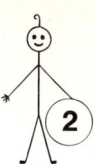

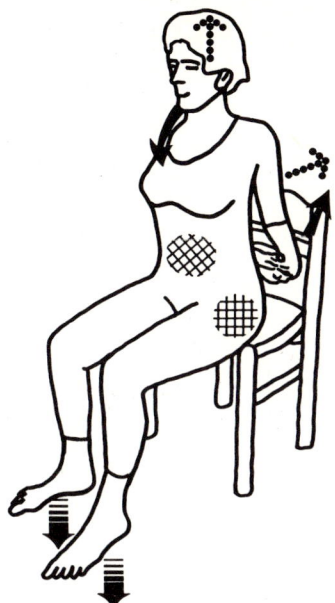

Ausgangsstellung:

Sitz auf dem Stuhl im vorderen
Drittel
Füße stehen hüftbreit parallel am
Boden
Arme hängen neben dem Körper

Anzahl:

3mal wiederholen

IIII➡	stemmen
✕✕✕✕✕✕	spannen
↘	Bewegungsrichtung
→	Bewegungsrichtung
┄┄➔	dehnen

Ausführung:

Dehnübung:
Füße in den Boden stemmen
Gesäßmuskeln spannen
Bauch einziehen
Kopf lang nach oben herausdehnen
Kinn etwas zur Brust ziehen
nun: Hände hinter dem Rücken
falten
Arme nach hinten oben ziehen
einen Augenblick diese Position
halten
Arme senken
Spannung lösen

Aufpassen:

Bauchspannung halten
weiteratmen

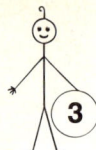

15. Übungstag

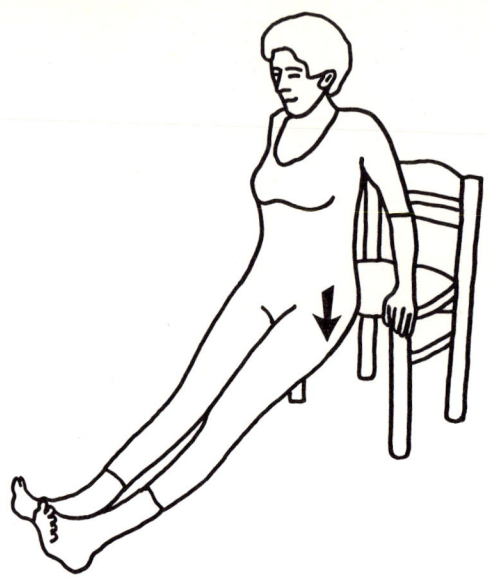

Ausgangsstellung:

Sitz auf dem Stuhl im vorderen
Drittel
Hände vorn an die Stuhlkante legen
Beine vorstrecken
Fersen am Boden

Anzahl:

2- bis 3mal wiederholen

Ausführung:

auf beide Hände stützen
Gesäß abheben
nun: Gesäß langsam etwas an der
Stuhlkante senken
aus den Armen wieder hochdrücken
hinsetzen
Spannung lösen

Aufpassen:

nicht üben bei Schmerzen in den
Schultergelenken
weiteratmen

 Bewegungsrichtung

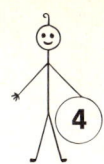

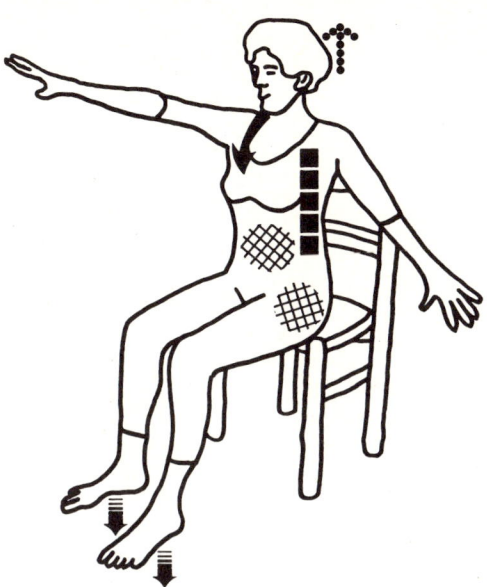

Ausgangsstellung:

Sitz auf dem Stuhl im vorderen Drittel
Füße stehen hüftbreit parallel am Boden
Arme hängen neben dem Körper

Anzahl:

einige Male üben

IIII➡	stemmen
✗✗✗✗✗	spannen
■■■■■	strecken
➘	Bewegungsrichtung
⋯⋯⋗	dehnen

Ausführung:

Füße in den Boden stemmen
Gesäßmuskeln spannen
Bauch einziehen, Rücken strecken
Kopf lang nach oben herausdehnen
Kinn etwas zur Brust ziehen
nun: Hände zur Faust schließen
Fäuste an die Schultern nehmen
rechten Arm nach vorn strecken
Hand öffnen
linken Arm nach hinten strecken
Hand öffnen
beide Fäuste an die Schultern
zurücknehmen
im Wechsel üben

Aufpassen:

Arme schnell bewegen, aber nicht
schleudern

weiteratmen

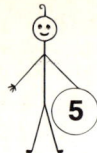

5

15. Übungstag

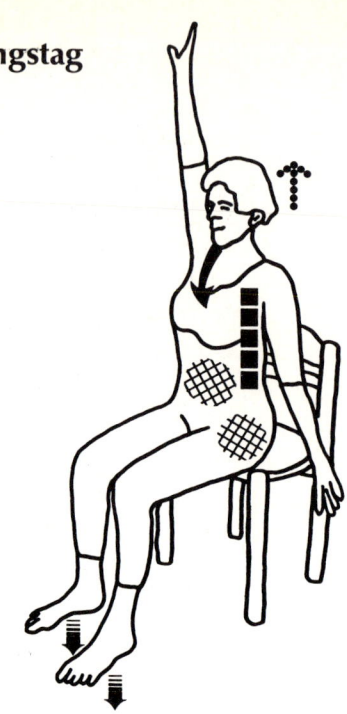

Ausgangsstellung:

Sitz auf dem Stuhl im vorderen
Drittel
Füße stehen hüftbreit parallel am
Boden
Arme hängen neben dem Körper

Anzahl:

einige Male üben

IIII➡	stemmen
✕✕✕✕✕	spannen
■■■■■	strecken
➘	Bewegungsrichtung
••••➔	dehnen

Ausführung:

Füße in den Boden stemmen
Gesäßmuskeln spannen
Bauch einziehen, Rücken strecken
Kopf lang nach oben herausdehnen
Kinn etwas zur Brust ziehen
nun: Hände zur Faust schließen
Fäuste an die Schultern nehmen
rechten Arm nach oben strecken
Hand öffnen
linken Arm nach unten strecken
Hand öffnen
beide Fäuste an die Schultern
zurücknehmen
im Wechsel üben

Aufpassen:

Arme schnell bewegen, aber nicht
schleudern

weiteratmen

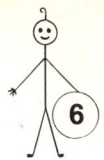

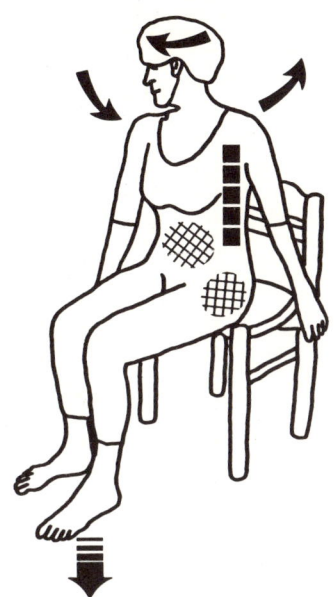

Ausgangsstellung:

Sitz auf dem Stuhl im vorderen
Drittel
Füße stehen hüftbreit parallel am
Boden
Arme hängen neben dem Körper

Anzahl:

2mal jede Seite üben

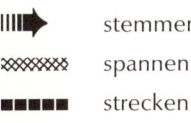

|IIII⟶| stemmen
⟩⟩⟩⟩⟩⟩⟩   spannen
▪▪▪▪▪   strecken
↘   Bewegungsrichtung

Ausführung:

Füße in den Boden stemmen
Gesäßmuskeln spannen
Bauch einziehen
Rücken strecken
Kopf lang nach oben herausdehnen
Kinn etwas zur Brust ziehen
nun: rechte Schulter nach vorn ziehen
linke Schulter nach hinten nehmen
nun: Kopf langsam nach rechts
drehen
über die rechte Schulter nach hinten
zum Boden schauen
einen Augenblick die Position halten
Kopf und Schultern zurückdrehen
Spannung lösen

Aufpassen:

Kopf langsam drehen
weiteratmen

15. Übungstag

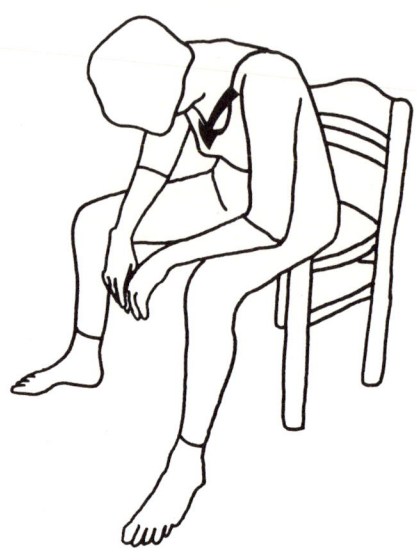

Ausgangsstellung:

Sitz auf dem Stuhl
Füße stehen etwas über Hüftbreite
am Boden
Arme hängen neben dem Körper

Anzahl:

1mal üben

Ausführung:

Oberkörper nach vorn beugen
Unterarme auf die Oberschenkel
legen
Hände baumeln lassen
Kopf senken, Augen schließen
nun: entspannen Sie für einen kurzen Augenblick
beobachten Sie Ihre Atmung (den
eigenen Rhythmus Ihrer Atmung)
schicken Sie Ihre Gedanken in die
Zauberwelt der Märchen, und vergessen Sie einen Augenblick die
Außenwelt
langsam aufrichten
rekeln, gähnen und dehnen

Aufpassen:

nicht das Rekeln und Dehnen vergessen

↴ Bewegungsrichtung

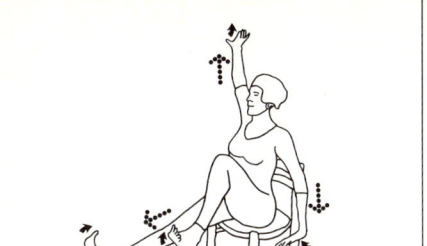

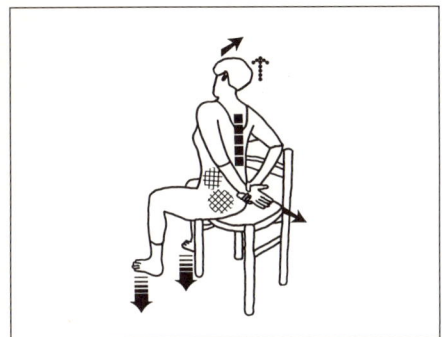

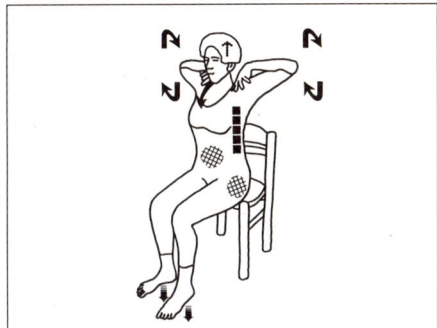

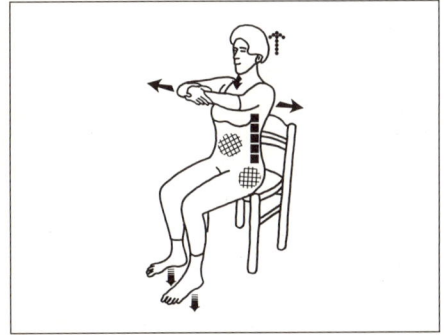

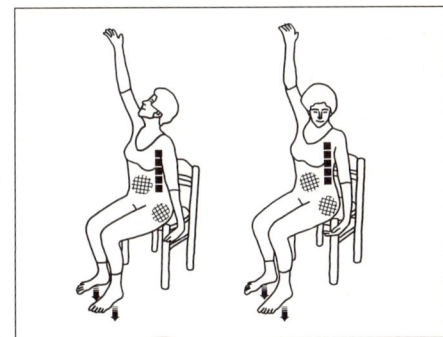

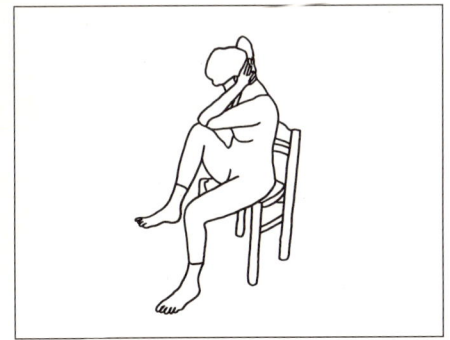

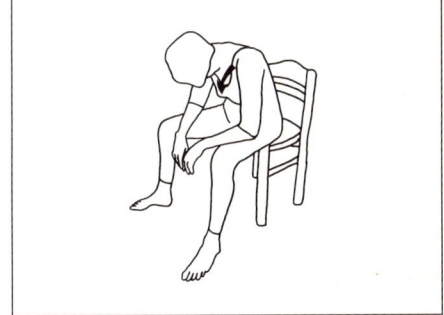

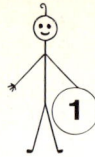

16. Übungstag

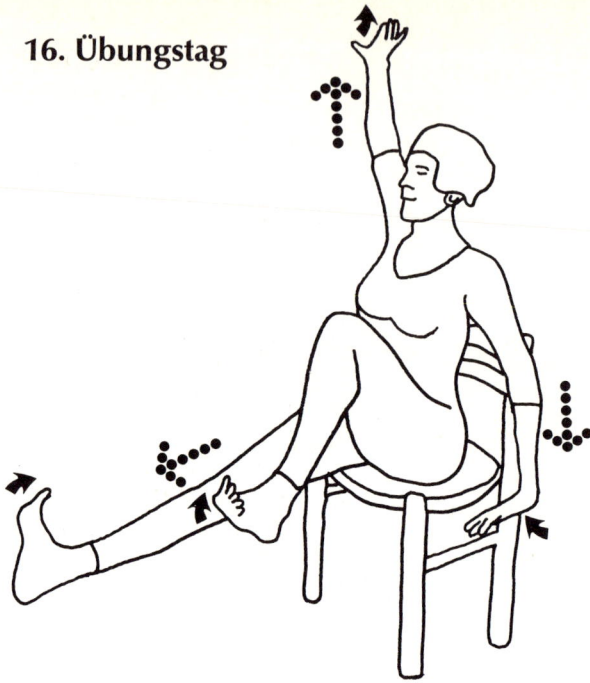

Ausgangsstellung:

Sitz auf dem Stuhl
Arme hängen neben dem Körper

Anzahl:

einige Male üben

Ausführung:

Arme und Beine entgegengesetzt
bewegen:
linkes Bein beugen, Fußspitze hochziehen
rechten Arm nach oben strecken
Handfläche ist zur Decke gerichtet
rechtes Bein vorstrecken, Fußspitze
hochziehen
linken Arm nach unten strecken
Handfläche ist zum Boden gerichtet
Arme und Beine wechseln, dabei
rekeln, dehnen, stöhnen und
gähnen

Aufpassen:

weiteratmen

   dehnen

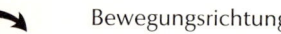   Bewegungsrichtung

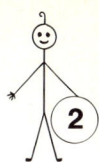

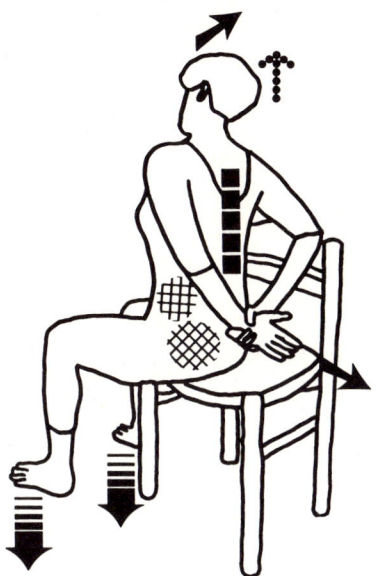

Ausgangsstellung:

Sitz auf dem Stuhl im vorderen Drittel
Füße stehen hüftbreit parallel am Boden
Arme hängen neben dem Körper

Anzahl:

2mal jede Seite üben

IIII➡	stemmen
✕✕✕✕✕	spannen
■■■■■	strecken
➜	Bewegungsrichtung
⋯⋯⋡	dehnen

Ausführung:

Dehnübung:

Füße in den Boden stemmen
Gesäßmuskeln spannen
Bauch einziehen
Rücken strecken
Kopf lang nach oben herausdehnen
Kinn etwas zur Brust ziehen
nun: rechte Hand faßt hinter dem Rücken das linke Handgelenk
nun: Kopf nach rechts zur Seite neigen
rechte Hand zieht vorsichtig den linken Arm nach unten rechts
einen Augenblick die Position halten
Spannung lösen

Aufpassen:

langsam dehnen
weiteratmen

123

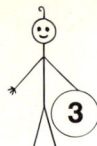

16. Übungstag

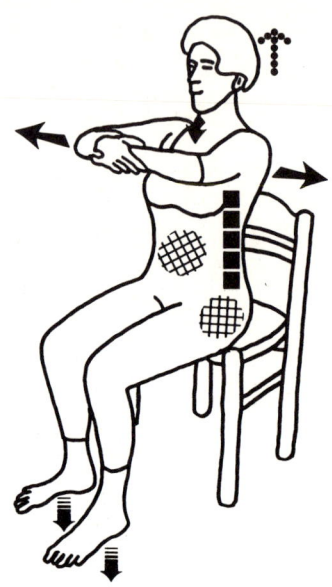

Ausgangsstellung:

Sitz auf dem Stuhl im vorderen Drittel
Füße stehen hüftbreit parallel am Boden
Arme hängen neben dem Körper

Anzahl:

3mal wiederholen

‖▶	stemmen
✕✕✕✕✕	spannen
▪▪▪▪▪	strecken
↘	Bewegungsrichtung
→	Bewegungsrichtung
⋯▸	dehnen

Ausführung:

Füße in den Boden stemmen
Gesäßmuskeln spannen
Bauch einziehen
Rücken strecken
Kopf lang nach oben herausdehnen
Kinn etwas zur Brust ziehen
nun: rechte Hand faßt linkes Handgelenk
linke Hand faßt rechtes Handgelenk
beide Arme in Brusthöhe anheben
beide Arme auseinanderziehen
einen Augenblick diese Position halten
Spannung lösen

Aufpassen:

Handgelenke gut festhalten
weiteratmen

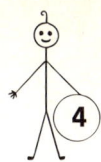

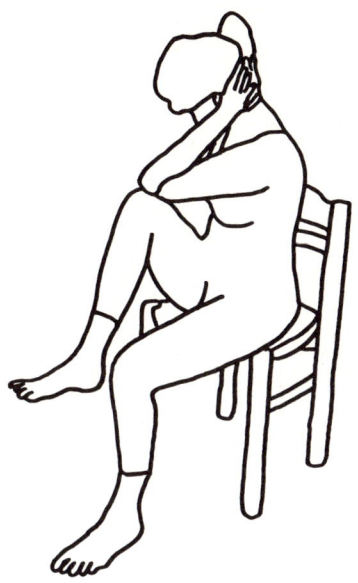

Ausgangsstellung:

Sitz auf dem Stuhl im vorderen Drittel
Füße stehen hüftbreit parallel am Boden
Arme hängen neben dem Körper

Anzahl:

2mal jede Seite üben

Ausführung:

Füße in den Boden stemmen
Gesäßmuskeln spannen
Bauch einziehen, Rücken strecken
Kopf lang nach oben herausdehnen
Kinn etwas zur Brust ziehen
nun: Hände hinter den Kopf nehmen
rechtes Bein anbeugen
linken Ellbogen zum rechten Knie führen (Bauch- und Gesäßmuskelspannung läßt nach)
Bein abstellen
Oberkörper aufrichten
Bauch- und Gesäßmuskeln wieder spannen
im Wechsel üben

Aufpassen:

langsam üben
weiteratmen

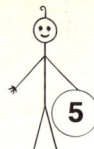

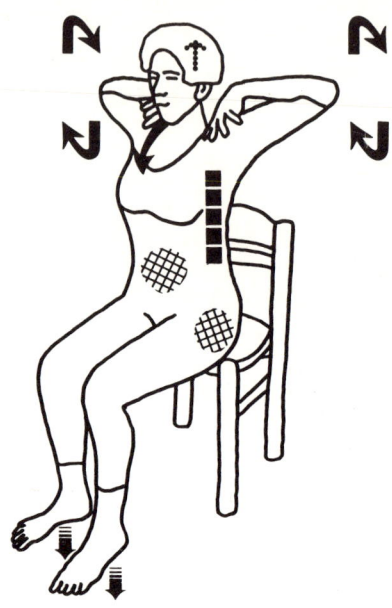

Ausgangsstellung:

Sitz auf dem Stuhl im vorderen
Drittel
Füße stehen hüftbreit parallel am
Boden
Arme hängen neben dem Körper

Anzahl:

einige Male nach vorn kreisen
einige Male nach hinten kreisen

IIII➤	stemmen
✖✖✖✖✖✖	spannen
■■■■■	strecken
➘	Bewegungsrichtung
┅┅➢	dehnen

Ausführung:

Füße in den Boden stemmen
Gesäßmuskeln spannen
Bauch einziehen
Rücken strecken
Kopf lang nach oben herausdehnen
Kinn etwas zur Brust ziehen
nun: Hände an die Schultern
nehmen
Schultern nach vorn und nach hin-
ten kreisen
Arme senken
Spannung lösen

Aufpassen:

langsam kreisen
weiteratmen

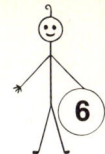

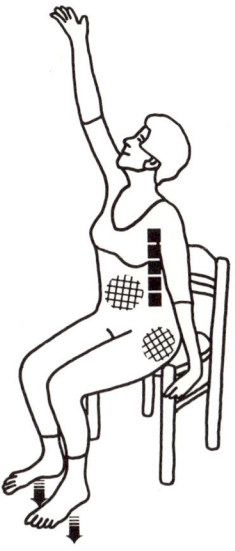
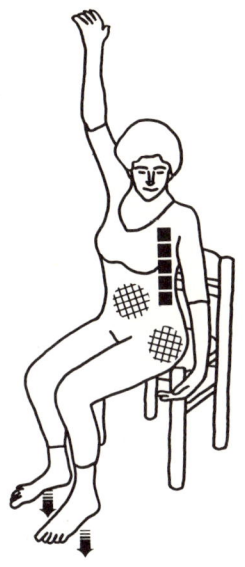

Ausgangsstellung:

Sitz auf dem Stuhl im vorderen Drittel
Füße stehen hüftbreit parallel am Boden
Arme hängen neben dem Körper

Anzahl:

einige Male in die Hand nach oben und in die Hand nach unten schauen

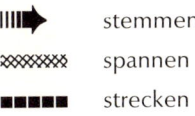 stemmen

XXXXXX spannen

■■■■■ strecken

Ausführung:

Füße in den Boden stemmen
Gesäßmuskeln spannen
Bauch einziehen
Rücken strecken
Kopf lang nach oben herausdehnen
Kinn etwas zur Brust ziehen
nun: rechten Arm nach oben strecken
Kopf drehen, in die rechte Hand nach oben hineinschauen
Kopf drehen, in die linke Hand nach unten hineinschauen
Arm zurücknehmen
Spannung lösen

Aufpassen:

Kopf ganz langsam drehen
weiteratmen

7

16. Übungstag

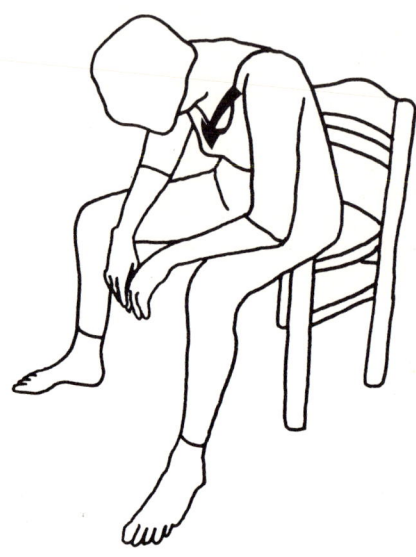

Ausgangsstellung:

Sitz auf dem Stuhl
Füße stehen etwas über Hüftbreite
am Boden
Arme hängen neben dem Körper

Anzahl:

1mal üben

Ausführung:

Oberkörper nach vorn beugen
Unterarme auf die Oberschenkel
legen
Hände baumeln lassen
Kopf senken, Augen schließen
nun: entspannen Sie für einen kurzen Augenblick
beobachten Sie Ihre Atmung (den
eigenen Rhythmus Ihrer Atmung)
schicken Sie Ihre Gedanken in die
Zauberwelt der Märchen, und vergessen Sie einen Augenblick die
Außenwelt
langsam aufrichten
rekeln, gähnen und dehnen

Aufpassen:

nicht das Rekeln und Dehnen vergessen

↘   Bewegungsrichtung

128

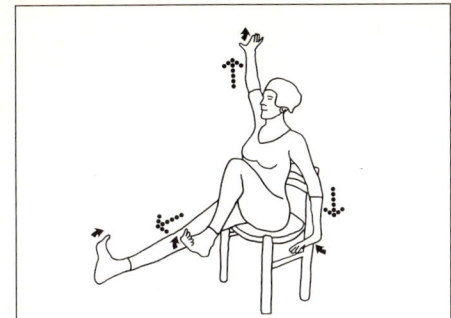

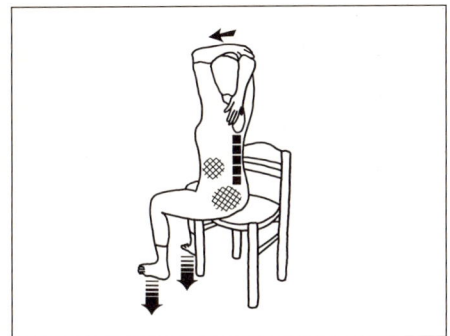

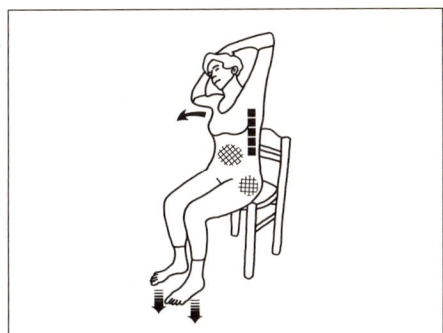

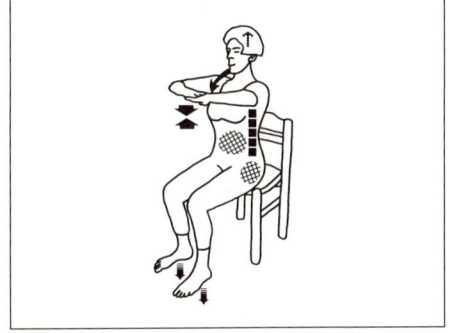

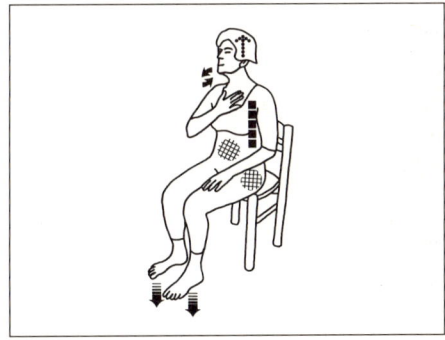

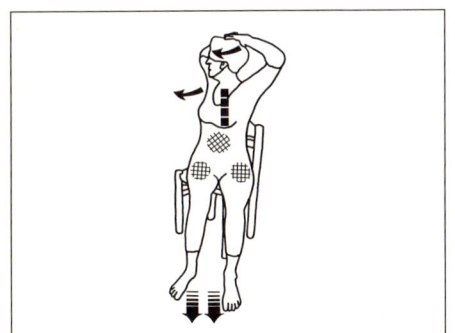

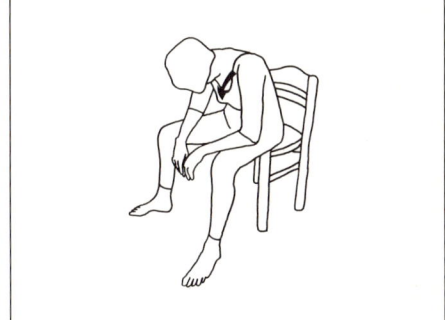

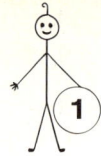

17. Übungstag

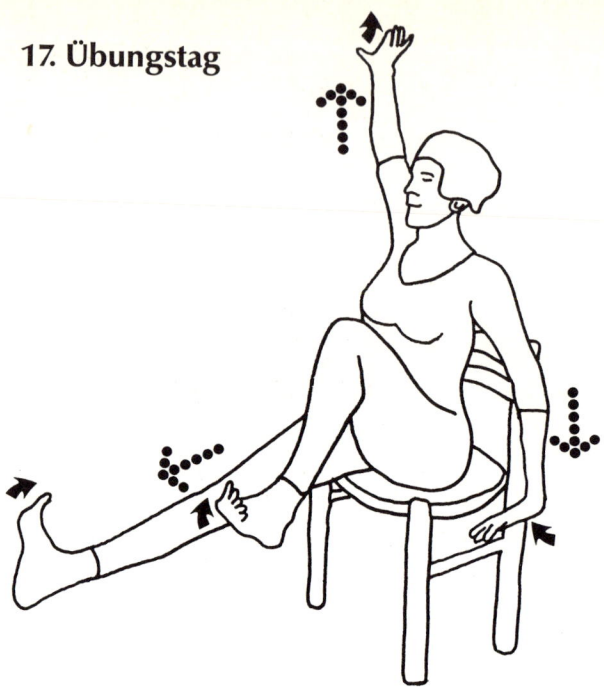

Ausgangsstellung:

Sitz auf dem Stuhl
Arme hängen neben dem Körper

Anzahl:

einige Male üben

Ausführung:

Arme und Beine entgegengesetzt
bewegen:
linkes Bein beugen, Fußspitze hochziehen
rechten Arm nach oben strecken
Handfläche ist zur Decke gerichtet
rechtes Bein vorstrecken, Fußspitze
hochziehen
linken Arm nach unten strecken
Handfläche ist zum Boden gerichtet
Arme und Beine wechseln, dabei
rekeln, dehnen, stöhnen und
gähnen

Aufpassen:

weiteratmen

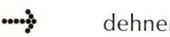   dehnen

↘   Bewegungsrichtung

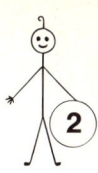

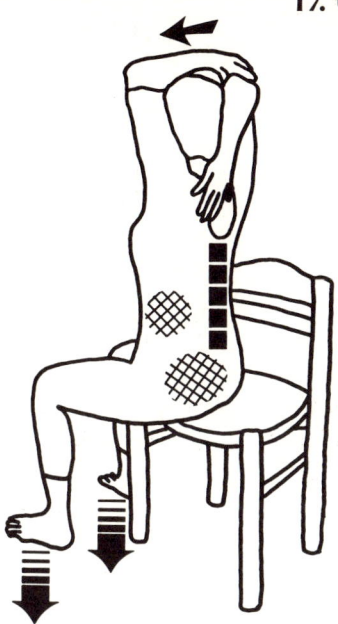

Ausgangsstellung:

Sitz auf dem Stuhl im vorderen
Drittel
Füße stehen hüftbreit parallel am
Boden
Arme hängen neben dem Körper

Anzahl:

2mal jede Seite üben

|||▶   stemmen

⬭⬭⬭⬭   spannen

■■■■■   strecken

➔   Bewegungsrichtung

Ausführung:

Dehnübung:
Füße in den Boden stemmen
Gesäßmuskeln spannen
Bauch einziehen
Rücken strecken
Kopf lang nach oben herausdehnen
Kinn etwas zur Brust ziehen
nun: rechten Arm im Ellbogen
gebeugt hinter den Kopf nehmen
linke Hand faßt den Ellbogen
und zieht den Arm vorsichtig nach
links
einen Augenblick die Position halten
Arme senken, Spannung lösen

Aufpassen:

gerade sitzen bleiben
nicht zur Seite beugen
weiteratmen

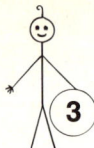

3

17. Übungstag

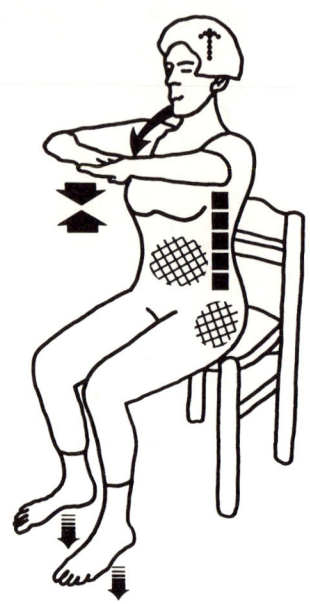

Ausgangsstellung:

Sitz auf dem Stuhl im vorderen
Drittel
Füße stehen hüftbreit parallel am
Boden
Arme hängen neben dem Körper

Anzahl:

einige Male üben

IIII➡ stemmen

✕✕✕✕✕ spannen

▪▪▪▪▪ strecken

▸ drücken

➘ Bewegungsrichtung

•••➔ dehnen

Ausführung:

Füße in den Boden stemmen
Gesäßmuskeln spannen
Bauch einziehen
Rücken strecken
Kopf lang nach oben herausdehnen
Kinn etwas zur Brust ziehen
nun: Arme in Brusthöhe anheben
Hände flach aufeinanderlegen
Hände gegeneinanderdrücken
einen Augenblick diese Position
halten
Spannung lösen
Hände wechseln

Aufpassen:

weiteratmen

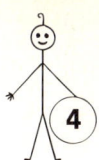

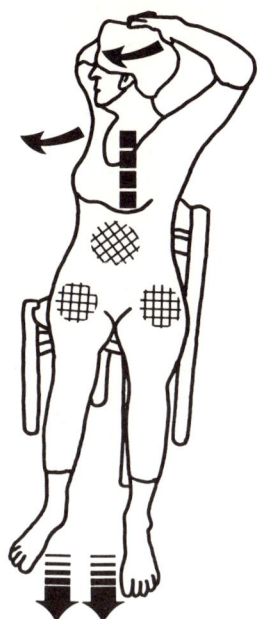

Ausgangsstellung:

Sitz auf dem Stuhl im vorderen
Drittel
Füße stehen hüftbreit parallel am
Boden
Arme hängen neben dem Körper

Anzahl:

2mal jede Seite üben

IIII➡   stemmen

✕✕✕✕✕   spannen

▪▪▪▪▪   strecken

↪   Bewegungsrichtung

Ausführung:

Füße in den Boden stemmen
Gesäßmuskeln spannen
Bauch einziehen
Rücken strecken
Kopf lang nach oben herausdehnen
Kinn etwas zur Brust ziehen
nun: Hände auf den Kopf legen
Oberkörper langsam nach rechts
drehen
Kopf dreht mit
Augen folgen der Bewegung
einen Augenblick diese Position
halten
Oberkörper und Kopf zurückdrehen
Spannung lösen

Aufpassen:

gerade sitzen bleiben
weiteratmen

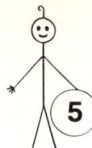

5

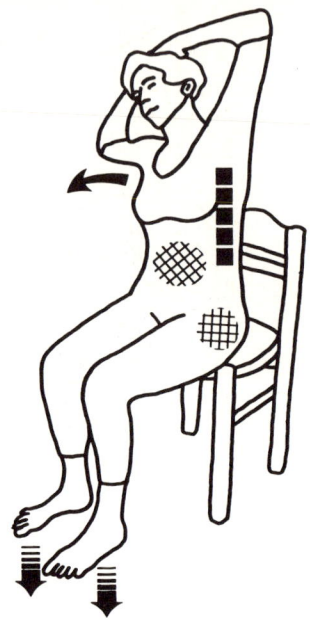

Ausgangsstellung:

Sitz auf dem Stuhl im vorderen Drittel
Füße stehen hüftbreit parallel am Boden
Arme hängen neben dem Körper

Anzahl:

2mal jede Seite üben

IIII➡	stemmen
✕✕✕✕✕	spannen
▬▬▬▬	strecken
↘	Bewegungsrichtung

Ausführung:

Füße in den Boden stemmen
Gesäßmuskeln spannen
Bauch einziehen
Rücken strecken
Kopf lang nach oben herausdehnen
Kinn etwas zur Brust ziehen
nun: Hände auf den Kopf legen
Oberkörper langsam nach rechts neigen
einen Augenblick diese Position halten
Oberkörper aufrichten
Spannung lösen

Aufpassen:

nicht zu weit zur Seite neigen
weiteratmen

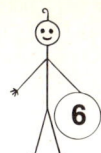

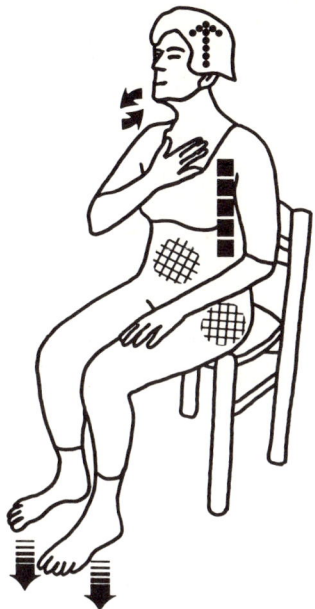

Ausgangsstellung:

Sitz auf dem Stuhl im vorderen Drittel
Füße stehen hüftbreit parallel am Boden
rechte Hand liegt auf dem Brustbein
linke Hand liegt auf dem Oberschenkel

Anzahl:

einige Male üben

IIII➡	stemmen
⊠⊠⊠⊠⊠	spannen
■■■■■	strecken
⋯⋯⋗	dehnen
�	Bewegungsrichtung

Ausführung:

Füße in den Boden stemmen
Gesäßmuskeln spannen
Bauch einziehen
Rücken strecken
Kopf lang nach oben herausdehnen
nun: das Kinn waagerecht nach vorn schieben
einen Augenblick diese Position halten
das Kinn waagerecht wieder zurückziehen
einen Augenblick diese Position halten
Spannung lösen

Aufpassen:

nicht den Oberkörper vorbeugen
weiteratmen

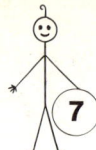

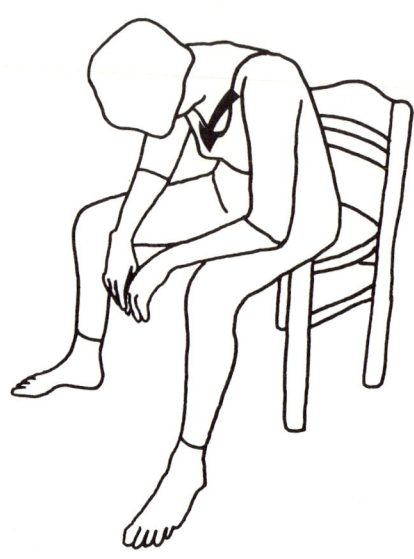

17. Übungstag

Ausgangsstellung:

Sitz auf dem Stuhl
Füße stehen etwas über Hüftbreite
am Boden
Arme hängen neben dem Körper

Anzahl:

1mal üben

Ausführung:

Oberkörper nach vorn beugen
Unterarme auf die Oberschenkel
legen
Hände baumeln lassen
Kopf senken, Augen schließen
nun: entspannen Sie für einen kurzen Augenblick
beobachten Sie Ihre Atmung (den
eigenen Rhythmus Ihrer Atmung)
schicken Sie Ihre Gedanken in die
Zauberwelt der Märchen, und vergessen Sie einen Augenblick die
Außenwelt
langsam aufrichten
rekeln, gähnen und dehnen

Aufpassen:

nicht das Rekeln und Dehnen vergessen

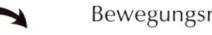 Bewegungsrichtung

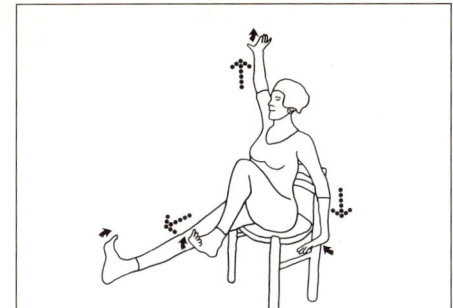

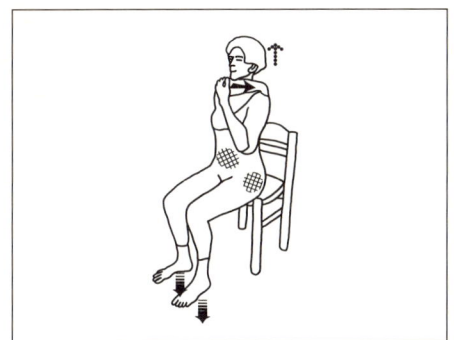

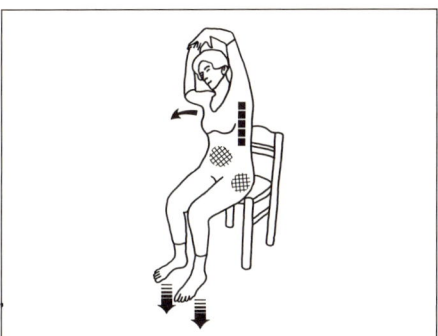

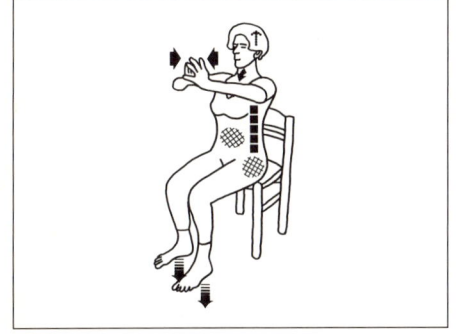

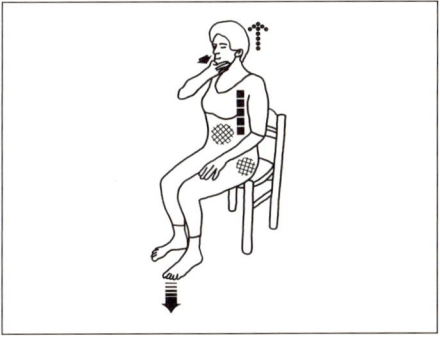

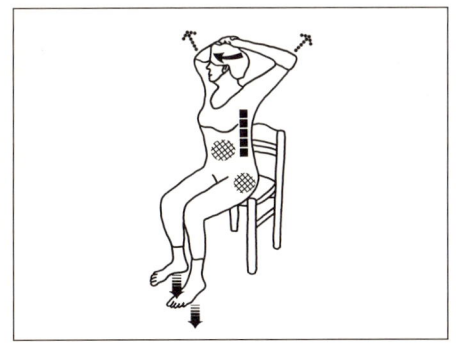

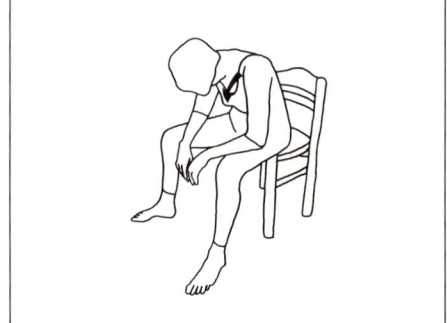

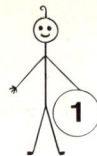

18. Übungstag

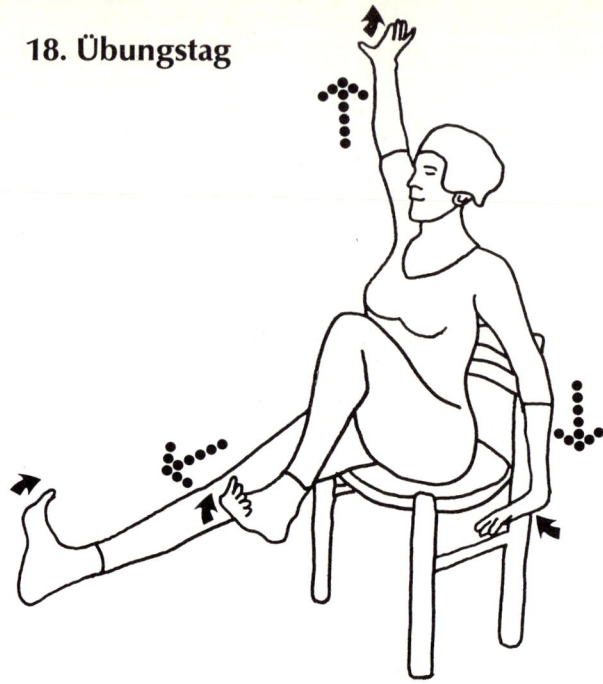

Ausgangsstellung:

Sitz auf dem Stuhl
Arme hängen neben dem Körper

Anzahl:

einige Male üben

Ausführung:

Arme und Beine entgegengesetzt
bewegen:
linkes Bein beugen, Fußspitze hochziehen
rechten Arm nach oben strecken
Handfläche ist zur Decke gerichtet
rechtes Bein vorstrecken, Fußspitze
hochziehen
linken Arm nach unten strecken
Handfläche ist zum Boden gerichtet
Arme und Beine wechseln, dabei
rekeln, dehnen, stöhnen und
gähnen

Aufpassen:

weiteratmen

     dehnen

     Bewegungsrichtung

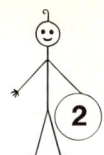

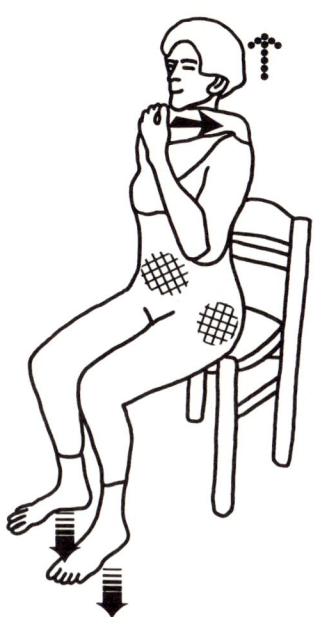

Ausgangsstellung:

Sitz auf dem Stuhl im vorderen Drittel
Füße stehen hüftbreit parallel am Boden
Arme hängen neben dem Körper

Anzahl:

2mal jede Seite üben

IIII➡   stemmen

✕✕✕✕✕✕➤   spannen

••••➤   dehnen

➡   Bewegungsrichtung

Ausführung:

Dehnübung:

Füße in den Boden stemmen
Gesäßmuskeln spannen
Bauch einziehen
Rücken strecken
Kopf lang nach oben herausdehnen
Kinn etwas zur Brust ziehen
nun: rechte Hand über die linke Schulter legen
linke Hand faßt den Ellbogen
linke Hand schiebt den Ellbogen vorsichtig in Richtung linke Schulter
einen Augenblick die Position halten
Arme senken
Spannung lösen

Aufpassen:

langsam dehnen
weiteratmen

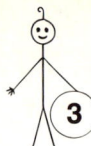

18. Übungstag

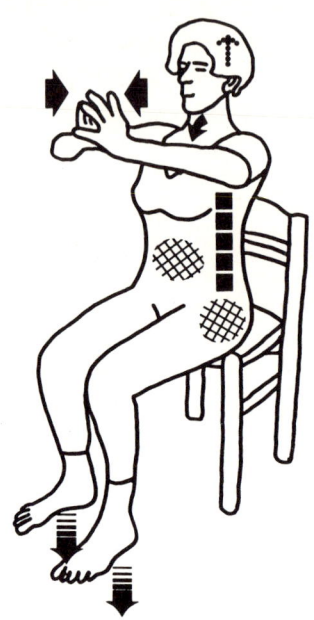

Ausgangsstellung:

Sitz auf dem Stuhl im vorderen
Drittel
Füße stehen hüftbreit parallel am
Boden
Arme hängen neben dem Körper

Anzahl:

einige Male wiederholen

‖▶	stemmen
▨▨▨▨	spannen
▪▪▪▪▪	strecken
↘	Bewegungsrichtung
┅┅▶	dehnen
▼	drücken

Ausführung:

Füße in den Boden stemmen
Gesäßmuskeln spannen
Bauch einziehen
Rücken strecken
Kopf lang nach oben herausdehnen
Kinn etwas zur Brust ziehen
nun: Arme in Schulterhöhe anheben
alle Finger gegeneinanderlegen
alle Finger gegeneinanderdrücken
einen Augenblick diese Position
halten
Arme senken
Spannung lösen

Aufpassen:

gerade sitzen bleiben
nicht die Schultern hochziehen
weiteratmen

18. Übungstag

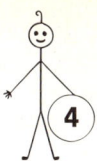

4

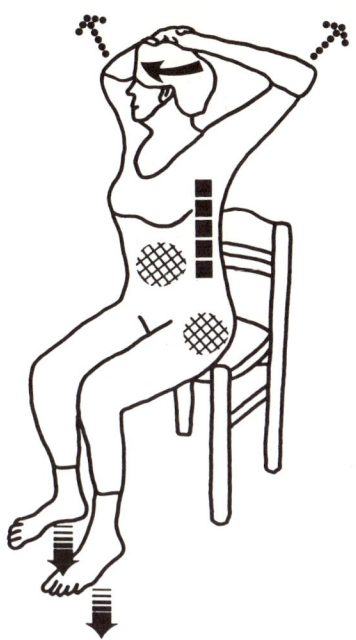

Ausgangsstellung:

Sitz auf dem Stuhl im vorderen
Drittel
Füße stehen hüftbreit parallel am
Boden
Arme hängen neben dem Körper

Anzahl:

2mal jede Seite üben

▖▖▖➤	stemmen
✗✗✗✗✗	spannen
▪▪▪▪▪	strecken
↘	Bewegungsrichtung
┈┈┈⟩	dehnen

Ausführung:

Füße in den Boden stemmen
Gesäßmuskeln spannen
Bauch einziehen
Rücken strecken
Kopf lang nach oben herausdehnen
Kinn etwas zur Brust ziehen
nun: Hände auf den Kopf legen
Ellbogen nach hinten dehnen
Kopf nach rechts zur Seite drehen
Ellbogen anschauen
einen Augenblick diese Position
halten
Kopf zurückdrehen
Arme senken
Spannung lösen

Aufpassen:

weiteratmen

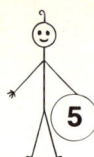

18. Übungstag

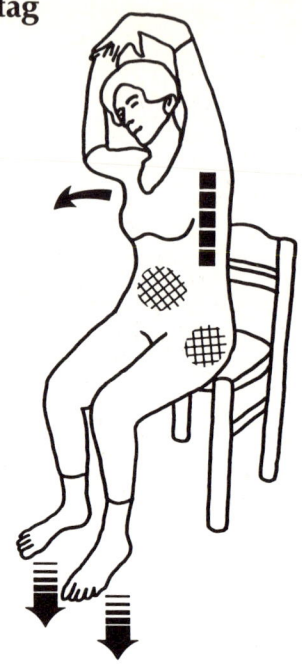

Ausgangsstellung:

Sitz auf dem Stuhl im vorderen
Drittel
Füße stehen hüftbreit parallel am
Boden
Arme hängen neben dem Körper

Anzahl:

2mal jede Seite üben

IIII➡ stemmen

✕✕✕✕✕ spannen

▬▬▬▬ strecken

↘ Bewegungsrichtung

Ausführung:

Füße in den Boden stemmen
Gesäßmuskeln spannen
Bauch einziehen
Rücken strecken
Kopf lang nach oben herausdehnen
Kinn etwas zur Brust ziehen
nun: Arme über den Kopf nehmen
Hände falten
Oberkörper vorsichtig nach rechts
neigen
einen Augenblick die Position halten
Oberkörper aufrichten
Arme senken
Spannung lösen

Aufpassen:

Oberkörper nicht zu weit zur Seite
neigen
weiteratmen

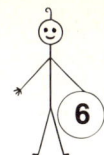

6

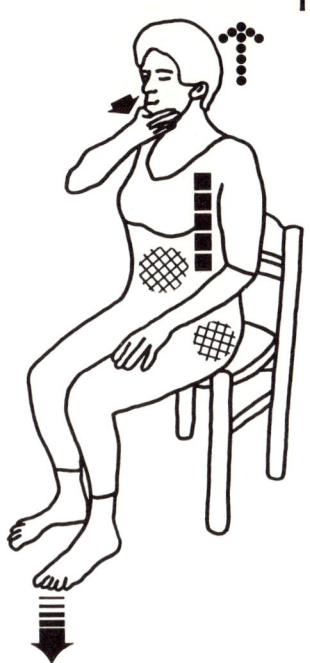

Ausgangsstellung:

Sitz auf dem Stuhl im vorderen
Drittel
Füße stehen hüftbreit parallel am
Boden
Hände liegen auf den Ober-
schenkeln

Anzahl:

einige Male wiederholen

▐▐▐▶ stemmen

〰〰〰 spannen

■■■■■ strecken

••••▶ dehnen

▶ drücken

Ausführung:

Füße in den Boden stemmen
Gesäßmuskeln spannen
Bauch einziehen
Rücken strecken
Kopf lang nach oben herausdehnen
nun: rechte Hand unter das Kinn
legen
das Kinn auf die Hand drücken
einen Augenblick diese Position
halten
Arm senken
Spannung lösen

Aufpassen:

nicht den Kopf nach vorn beugen
weiteratmen

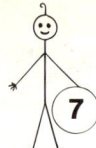

18. Übungstag

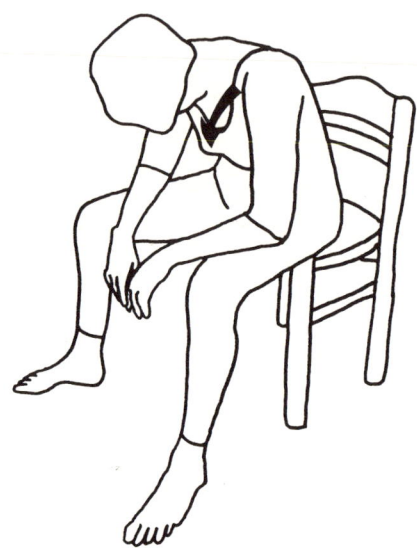

Ausgangsstellung:

Sitz auf dem Stuhl
Füße stehen etwas über Hüftbreite
am Boden
Arme hängen neben dem Körper

Anzahl:

1mal üben

Ausführung:

Oberkörper nach vorn beugen
Unterarme auf die Oberschenkel
legen
Hände baumeln lassen
Kopf senken, Augen schließen
nun: entspannen Sie für einen kurzen Augenblick
beobachten Sie Ihre Atmung (den
eigenen Rhythmus Ihrer Atmung)
schicken Sie Ihre Gedanken in die
Zauberwelt der Märchen, und vergessen Sie einen Augenblick die
Außenwelt
langsam aufrichten
rekeln, gähnen und dehnen

Aufpassen:

nicht das Rekeln und Dehnen vergessen

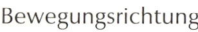 Bewegungsrichtung

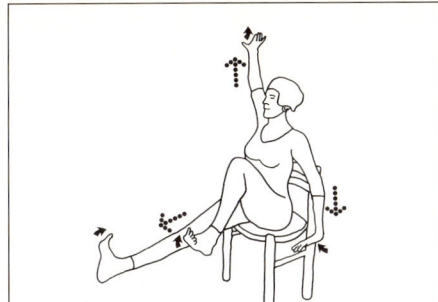

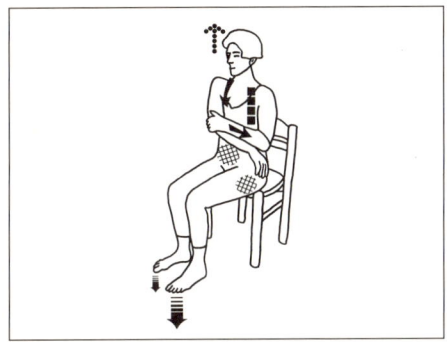

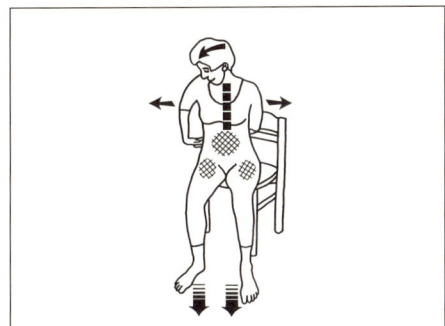

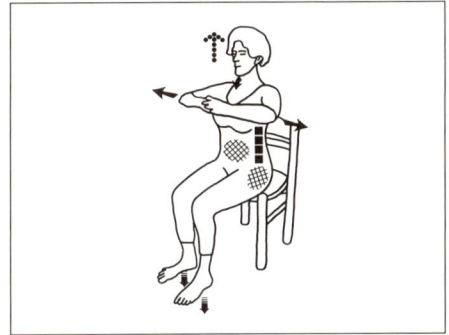

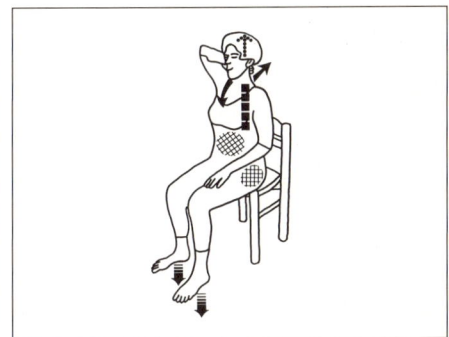

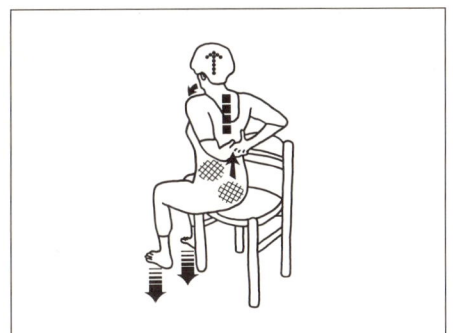

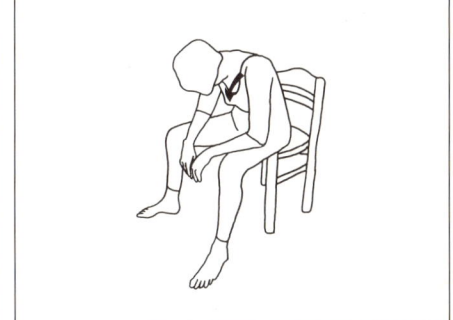

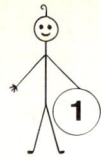

19. Übungstag

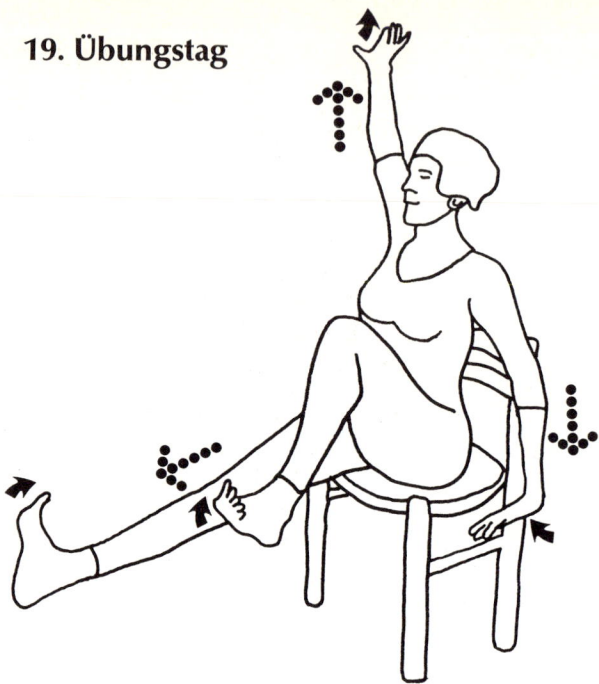

Ausgangsstellung:

Sitz auf dem Stuhl
Arme hängen neben dem Körper

Anzahl:

einige Male üben

Ausführung:

Arme und Beine entgegengesetzt
bewegen:
linkes Bein beugen, Fußspitze hochziehen
rechten Arm nach oben strecken
Handfläche ist zur Decke gerichtet
rechtes Bein vorstrecken, Fußspitze
hochziehen
linken Arm nach unten strecken
Handfläche ist zum Boden gerichtet
Arme und Beine wechseln, dabei
rekeln, dehnen, stöhnen und
gähnen

Aufpassen:

weiteratmen

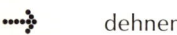   dehnen

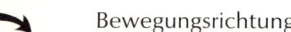   Bewegungsrichtung

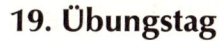
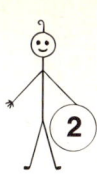

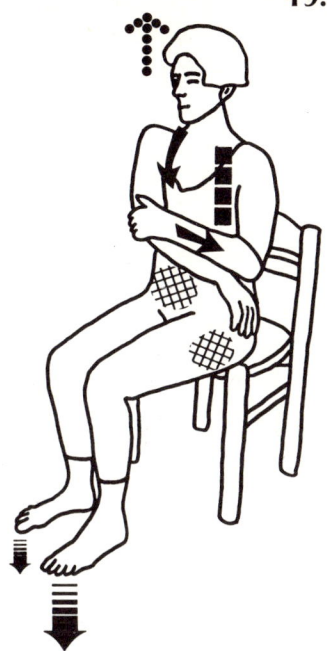

Ausgangsstellung:

Sitz auf dem Stuhl im vorderen Drittel
Füße stehen hüftbreit parallel am Boden
Arme hängen neben dem Körper

Anzahl:

3mal jede Seite üben

▥▶	stemmen
▨▨▨	spannen
▪▪▪▪▪	strecken
↘	Bewegungsrichtung
→	Bewegungsrichtung
┄┄▸	dehnen

Ausführung:

Dehnübung:

Füße in den Boden stemmen
Gesäßmuskeln spannen
Bauch einziehen
Rücken strecken
Kopf lang nach oben herausdehnen
Kinn etwas zur Brust ziehen
nun: rechten Arm vor den Körper nehmen
linke Hand faßt rechten Ellbogen
Ellbogen in Richtung linke Seite ziehen
einen Augenblick die Position halten
Arme senken
Spannung lösen

Aufpassen:

Oberkörper **nicht** mitdrehen
weiteratmen

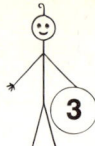

19. Übungstag

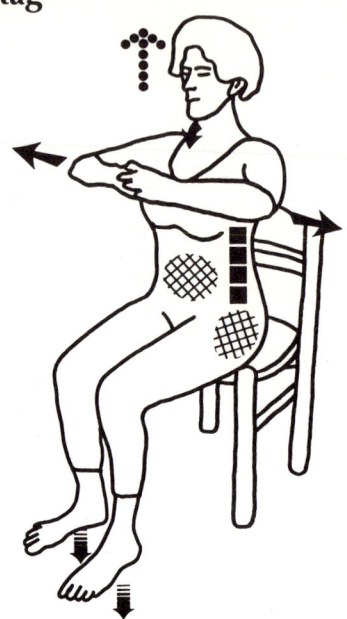

Ausgangsstellung:

Sitz auf dem Stuhl im vorderen Drittel
Füße stehen hüftbreit parallel am Boden
Arme hängen neben dem Körper

Anzahl:

3mal wiederholen

▥▶	stemmen
✕✕✕✕✕	spannen
▪▪▪▪▪	strecken
↘	Bewegungsrichtung
→	Bewegungsrichtung
⋯⋯▸	dehnen

Ausführung:

Füße in den Boden stemmen
Gesäßmuskeln spannen
Bauch einziehen
Rücken strecken
Kopf lang nach oben herausdehnen
Kinn etwas zur Brust ziehen
nun: Arme in Brusthöhe anheben
Finger ineinanderhaken
Arme auseinanderziehen
einen Augenblick lang diese Position halten
Arme senken
Spannung lösen

Aufpassen:

nicht die Schultern hochziehen
gerade sitzen bleiben
weiteratmen

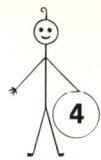

4

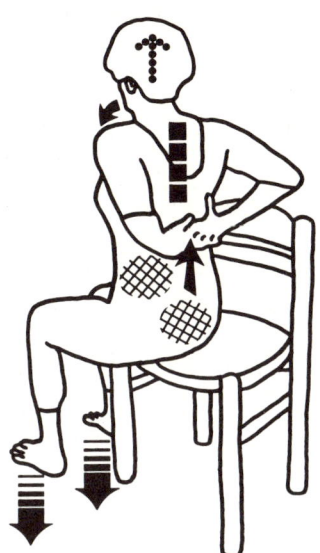

Ausgangsstellung:

Sitz auf dem Stuhl im vorderen
Drittel
Füße stehen hüftbreit parallel am
Boden
Arme hängen neben dem Körper

Anzahl:

einige Male wiederholen

▐▐▐➤	stemmen
▨▨▨▨	spannen
▬▬▬▬	strecken
↘	Bewegungsrichtung
→	Bewegungsrichtung
⋯⋯⟩	dehnen

Ausführung:

Füße in den Boden stemmen
Gesäßmuskeln spannen
Bauch einziehen
Rücken strecken
Kopf lang nach oben herausdehnen
Kinn etwas zur Brust ziehen
nun: Hände hinter dem Rücken
falten
Hände am Rücken hinaufschieben
einen Augenblick diese Position
halten
Arme senken
Spannung lösen

Aufpassen:

gerade sitzen bleiben
weiteratmen

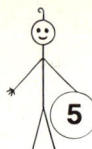

19. Übungstag

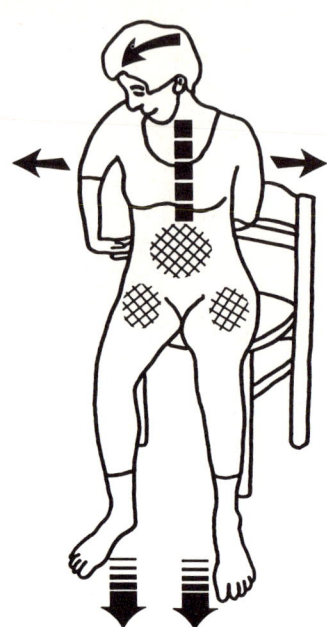

Ausgangsstellung:

Sitz auf dem Stuhl im vorderen
Drittel
Füße stehen hüftbreit parallel am
Boden
Arme hängen neben dem Körper

Anzahl:

jede Seite einige Male üben

|IIII➡ stemmen

〰〰〰 spannen

■■■■■ strecken

↘ Bewegungsrichtung

➡ Bewegungsrichtung

Ausführung:

Füße in den Boden stemmen
Gesäßmuskeln spannen
Bauch einziehen
Rücken strecken
Kopf lang nach oben herausdehnen
Kinn etwas zur Brust ziehen
nun: Hände hinter dem Rücken falten
Arme zur rechten Seite führen
in die Hände hineinschauen
einen Augenblick die Position halten
Arme zur linken Seite führen
ebenso üben
Arme senken
Spannung lösen

Aufpassen:

nur den Kopf senken
nicht den Oberkörper mitbeugen
weiteratmen

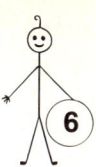

6

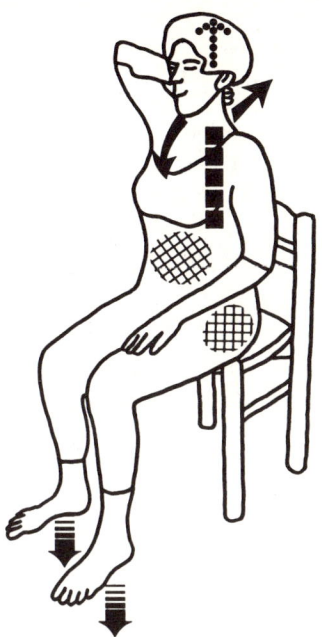

Ausgangsstellung:

Sitz auf dem Stuhl im vorderen
Drittel
Füße stehen hüftbreit parallel am
Boden
Hände liegen auf den Ober-
schenkeln

Anzahl:

einige Male wiederholen

▌▌▌➡	stemmen
✕✕✕✕✕	spannen
▪▪▪▪▪	strecken
↘	Bewegungsrichtung
→	Bewegungsrichtung
┈┈➤	dehnen

Ausführung:

Füße in den Boden stemmen
Gesäßmuskeln spannen
Bauch einziehen
Rücken strecken
Kopf lang nach oben herausdehnen
Kinn etwas zur Brust ziehen
nun: rechte Hand in den Nacken
legen
den Nacken leicht gegen die Hand
drücken
Halswirbelsäule lang werden lassen
einen Augenblick die Position halten
Arm senken
Spannung lösen

Aufpassen:

nicht mit der Hand gegen den Nak-
ken drücken
weiteratmen

19. Übungstag

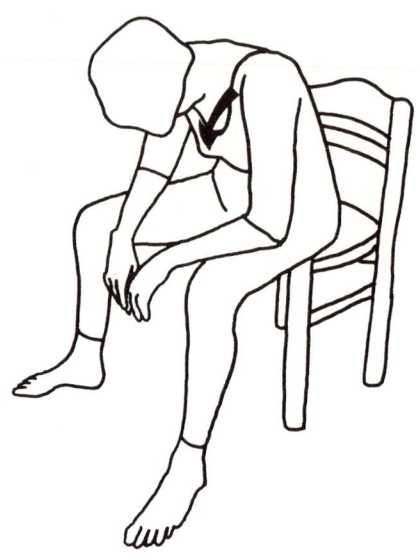

Ausgangsstellung:

Sitz auf dem Stuhl
Füße stehen etwas über Hüftbreite
am Boden
Arme hängen neben dem Körper

Anzahl:

1mal üben

Ausführung:

Oberkörper nach vorn beugen
Unterarme auf die Oberschenkel
legen
Hände baumeln lassen
Kopf senken, Augen schließen
nun: entspannen Sie für einen kurzen Augenblick
beobachten Sie Ihre Atmung (den
eigenen Rhythmus Ihrer Atmung)
schicken Sie Ihre Gedanken in die
Zauberwelt der Märchen, und vergessen Sie einen Augenblick die
Außenwelt
langsam aufrichten
rekeln, gähnen und dehnen

Aufpassen:

nicht das Rekeln und Dehnen vergessen

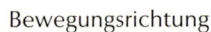 Bewegungsrichtung

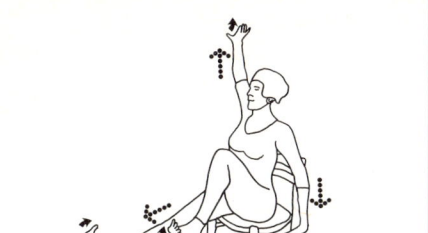

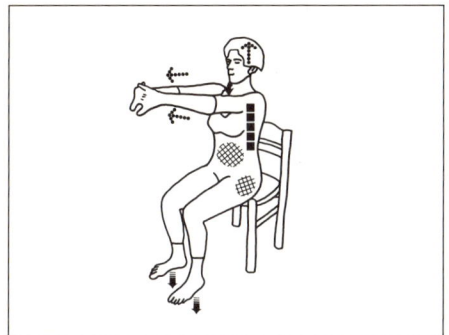

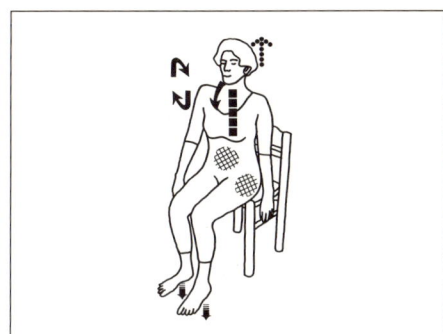

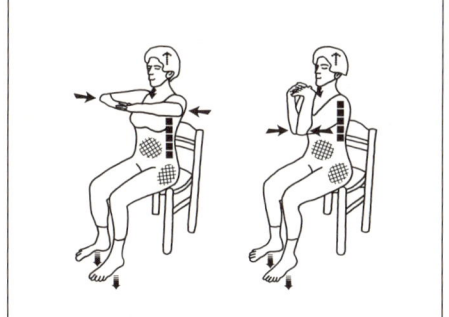

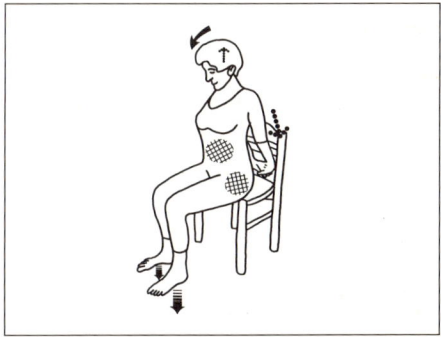

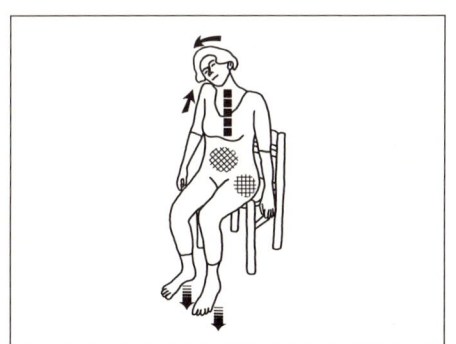

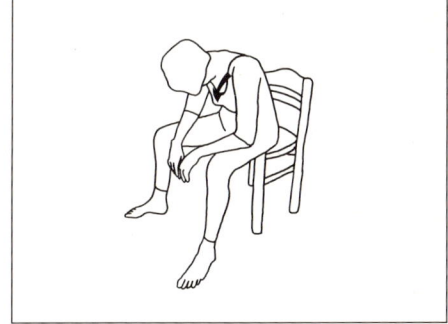

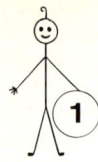

20. Übungstag

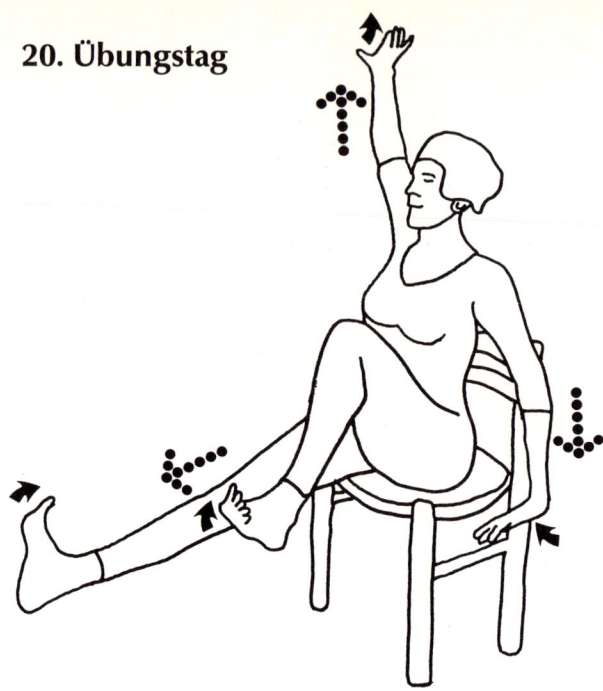

Ausgangsstellung:

Sitz auf dem Stuhl
Arme hängen neben dem Körper

Anzahl:

einige Male üben

Ausführung:

Arme und Beine entgegengesetzt
bewegen:
linkes Bein beugen, Fußspitze hochziehen
rechten Arm nach oben strecken
Handfläche ist zur Decke gerichtet
rechtes Bein vorstrecken, Fußspitze
hochziehen
linken Arm nach unten strecken
Handfläche ist zum Boden gerichtet
Arme und Beine wechseln, dabei
rekeln, dehnen, stöhnen und
gähnen

Aufpassen:

weiteratmen

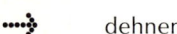 dehnen

↘ Bewegungsrichtung

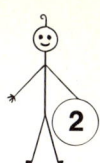

20. Übungstag

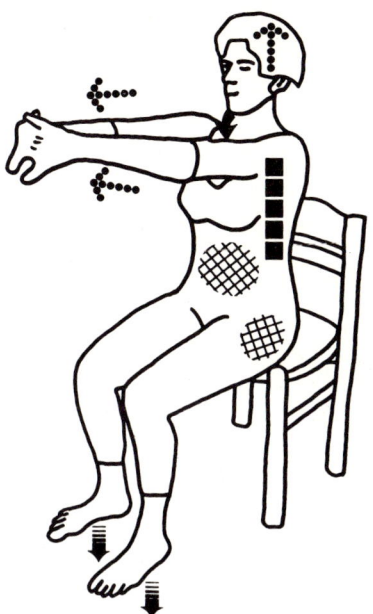

Ausgangsstellung:

Sitz auf dem Stuhl im vorderen Drittel
Füße stehen hüftbreit parallel am Boden
Arme hängen neben dem Körper

Anzahl:

3mal wiederholen

IIII➡	stemmen
✕✕✕✕✕	spannen
■■■■■	strecken
➘	Bewegungsrichtung
⋯➤	dehnen

Ausführung:

Dehnübung:

Füße in den Boden stemmen
Gesäßmuskeln spannen
Bauch einziehen
Rücken strecken
Kopf lang nach oben herausdehnen
Kinn etwas zur Brust ziehen
nun: Hände in Schulterhöhe falten
Handflächen nach außen drehen
Arme langsam nach vorn strecken
einen Augenblick diese Position halten
Arme senken
Spannung lösen

Aufpassen:

nicht die Schultern hochziehen
weiteratmen

155

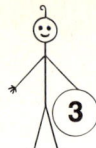

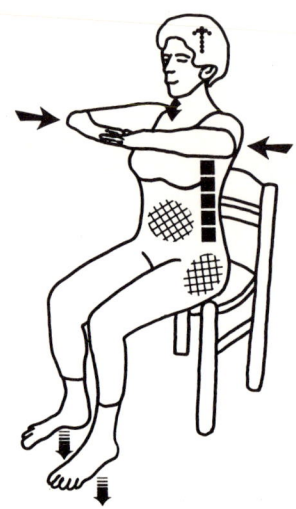 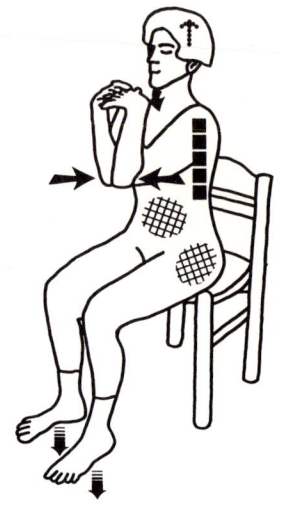

Ausgangsstellung:

Sitz auf dem Stuhl im vorderen
Drittel
Füße stehen hüftbreit parallel am
Boden
Arme hängen neben dem Körper

Anzahl:

3mal wiederholen

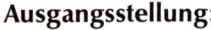

▐▶	stemmen
✕✕✕✕	spannen
▪▪▪▪	strecken
↘	Bewegungsrichtung
→	Bewegungsrichtung
┅┅➤	dehnen

Ausführung:

Füße in den Boden stemmen
Gesäßmuskeln spannen
Bauch einziehen
Rücken strecken
Kopf lang nach oben herausdehnen
Kinn etwas zur Brust ziehen
nun: Hände in Brusthöhe falten
Ellbogen nach unten zusammen-
ziehen
einen Augenblick diese Position
halten
Arme wieder in Brusthöhe anheben
Übung wiederholen
Arme senken
Spannung lösen

Aufpassen:

nicht die Schultern hochziehen
weiteratmen

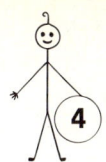

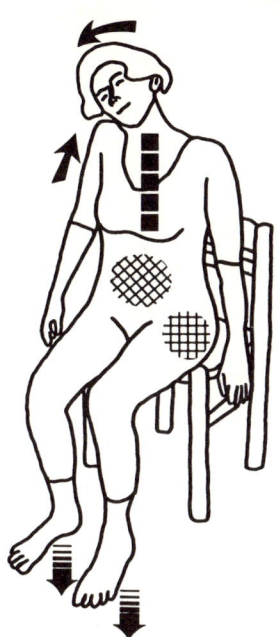

Ausgangsstellung:

Sitz auf dem Stuhl im vorderen
Drittel
Füße stehen hüftbreit parallel am
Boden
Arme hängen neben dem Körper

Anzahl:

4mal jede Seite üben

     stemmen

〰〰〰   spannen

▪▪▪▪▪   strecken

↘   Bewegungsrichtung

→   Bewegungsrichtung

Ausführung:

Füße in den Boden stemmen
Gesäßmuskeln spannen
Bauch einziehen
Rücken strecken
Kopf lang nach oben herausdehnen
Kinn etwas zur Brust ziehen
nun: rechte Schulter hochziehen
Kopf zur rechten Seite neigen
rechtes Ohr auf rechte Schulter
senken
einen Augenblick die Position halten
Kopf in Mittelstellung zurücknehmen
Schulter senken
Spannung lösen

Aufpassen:

nach vorn schauen
weiteratmen

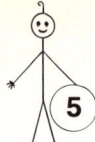

20. Übungstag

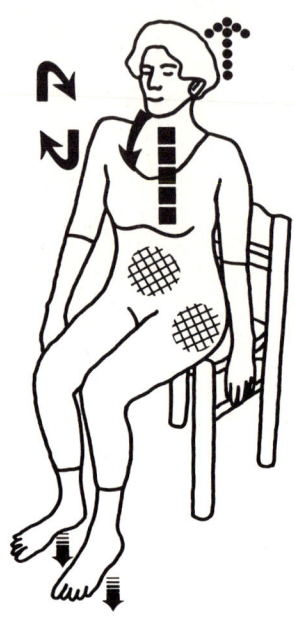

Ausgangsstellung:

Sitz auf dem Stuhl im vorderen
Drittel
Füße stehen hüftbreit parallel am
Boden
Arme hängen neben dem Körper

Anzahl:

jede Schulter:
5mal nach hinten kreisen
5mal nach vorn kreisen

IIII➡	stemmen
✕✕✕✕✕✕	spannen
▪▪▪▪▪	strecken
↘	Bewegungsrichtung
⋯➤	dehnen

Ausführung:

Füße in den Boden stemmen
Gesäßmuskeln spannen
Bauch einziehen
Rücken strecken
Kopf lang nach oben herausdehnen
Kinn etwas zur Brust ziehen
nun: rechte Schulter nach hinten
unten kreisen
rechte Schulter nach vorn
unten kreisen
Spannung lösen

Aufpassen:

die Schulter langsam kreisen
weiteratmen

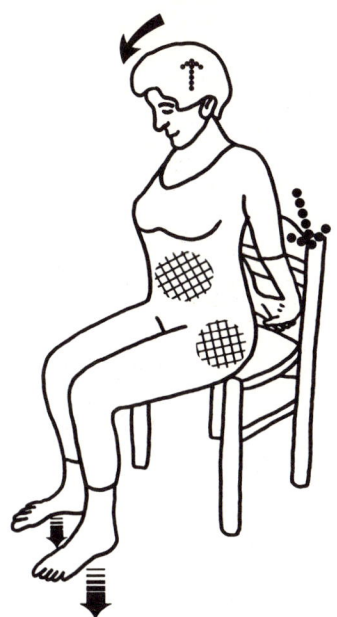

Ausgangsstellung:

Sitz auf dem Stuhl im vorderen Drittel
Füße stehen hüftbreit parallel am Boden
Arme hängen neben dem Körper

Anzahl:

3mal wiederholen

IIII➡	stemmen
⋈⋈⋈⋈⋈	spannen
↘	Bewegungsrichtung
⋯⋯⋗	dehnen

Ausführung:

Füße in den Boden stemmen
Gesäßmuskeln spannen
Bauch einziehen
Rücken strecken
Kopf lang nach oben herausdehnen
Kinn etwas zur Brust ziehen
nun: Hände hinter dem Rücken falten
Arme nach hinten unten ziehen
Kopf nach vorn senken
einen Augenblick die Position halten
Kopf anheben
Hände lösen, Arme senken
Spannung lösen

Aufpassen:

nur den Kopf senken
Rücken gerade halten
weiteratmen

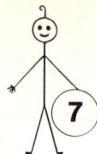

20. Übungstag

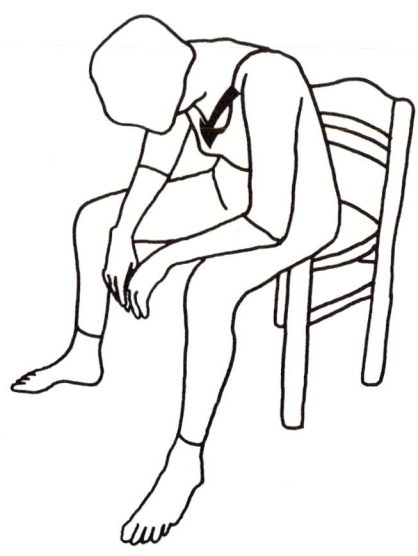

Ausgangsstellung:

Sitz auf dem Stuhl
Füße stehen etwas über Hüftbreite
am Boden
Arme hängen neben dem Körper

Anzahl:

1mal üben

Ausführung:

Oberkörper nach vorn beugen
Unterarme auf die Oberschenkel
legen
Hände baumeln lassen
Kopf senken, Augen schließen
nun: entspannen Sie für einen kurzen Augenblick
beobachten Sie Ihre Atmung (den
eigenen Rhythmus Ihrer Atmung)
schicken Sie Ihre Gedanken in die
Zauberwelt der Märchen, und vergessen Sie einen Augenblick die
Außenwelt
langsam aufrichten
rekeln, gähnen und dehnen

Aufpassen:

nicht das Rekeln und Dehnen vergessen

➘   Bewegungsrichtung

160

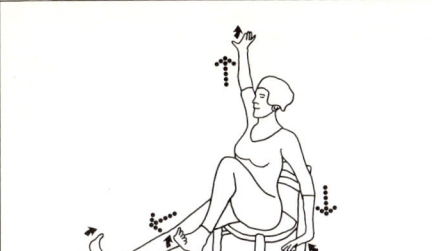

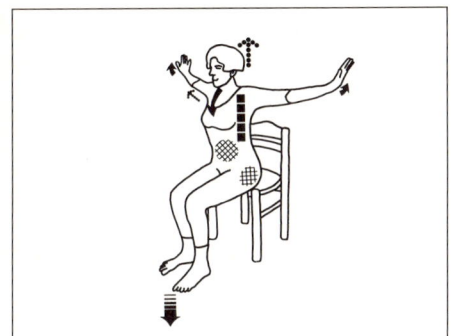

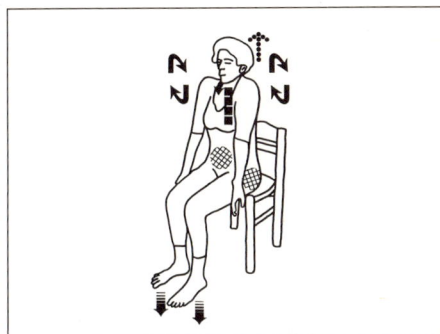

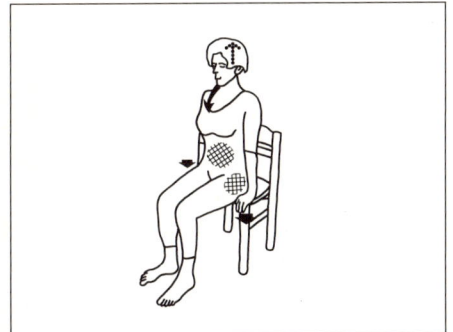

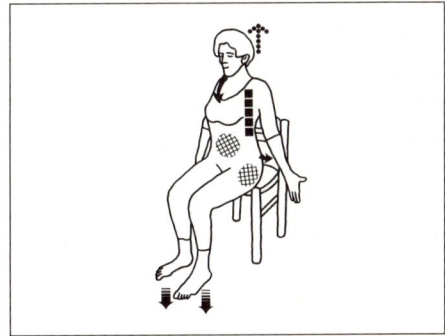

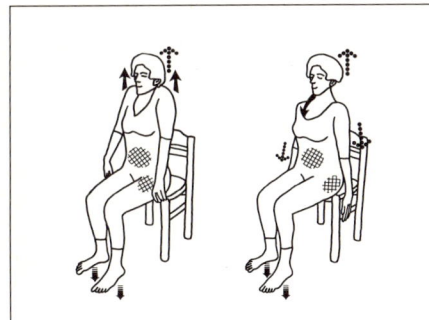

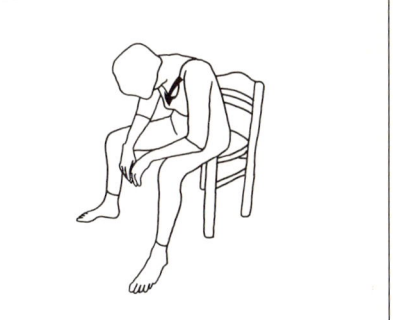

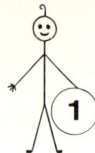

21. Übungstag

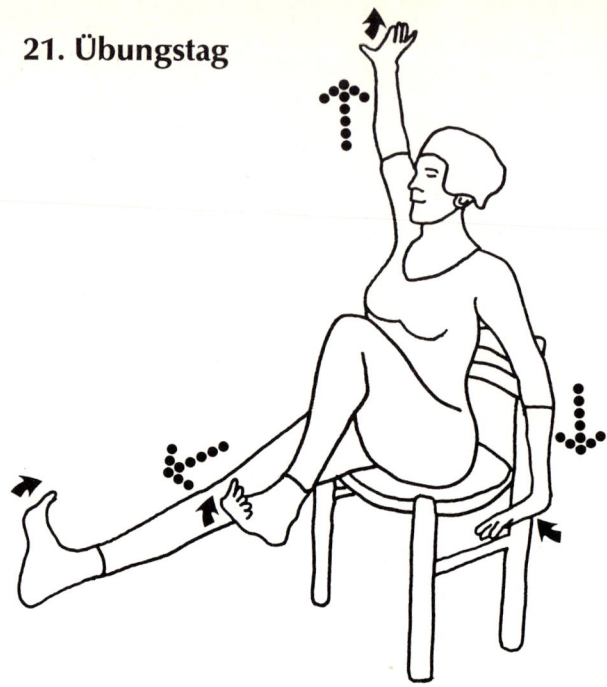

Ausgangsstellung:

Sitz auf dem Stuhl
Arme hängen neben dem Körper

Anzahl:

einige Male üben

Ausführung:

Arme und Beine entgegengesetzt
bewegen:
linkes Bein beugen, Fußspitze hochziehen
rechten Arm nach oben strecken
Handfläche ist zur Decke gerichtet
rechtes Bein vorstrecken, Fußspitze
hochziehen
linken Arm nach unten strecken
Handfläche ist zum Boden gerichtet
Arme und Beine wechseln, dabei
rekeln, dehnen, stöhnen und
gähnen

Aufpassen:

weiteratmen

••••➤ dehnen

➤ Bewegungsrichtung

162

21. Übungstag

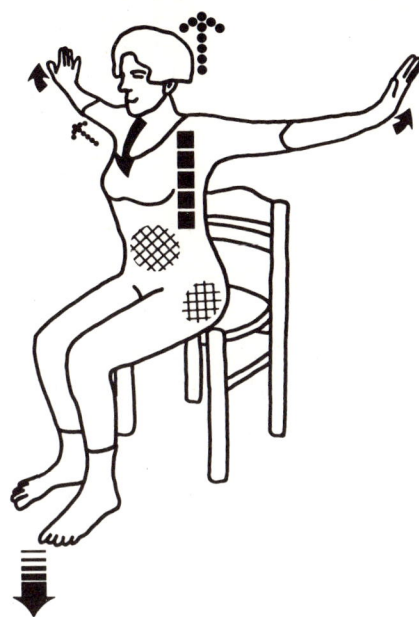

Ausgangsstellung:

Sitz auf dem Stuhl im vorderen Drittel
Füße stehen hüftbreit parallel am Boden
Arme hängen neben dem Körper

Anzahl:

2mal jede Seite üben

‖▶	stemmen
▨▨▨	spannen
▪▪▪▪▪	strecken
➘	Bewegungsrichtung
⋯➤	dehnen

Ausführung:

Dehnübung:

Füße in den Boden stemmen
Gesäßmuskeln spannen
Bauch einziehen
Rücken strecken
Kopf lang nach oben herausdehnen
Kinn etwas zur Brust ziehen
nun: Arme in Schulterhöhe zur Seite anheben
Hände in Richtung Unterarme ziehen
rechten Arm zur Seite herausdehnen
einen Augenblick die Position halten
Arme senken
Spannung lösen

Aufpassen:

nicht die Schultern hochziehen
weiteratmen

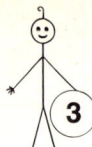

21. Übungstag

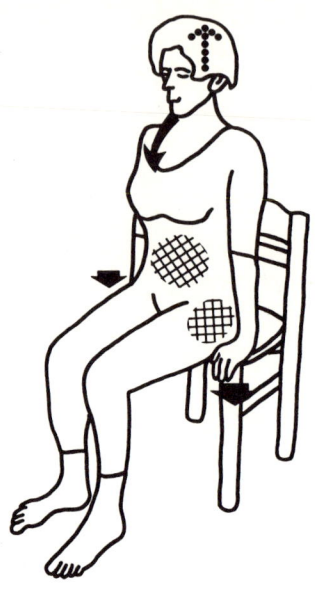

Ausgangsstellung:

Sitz auf dem Stuhl im vorderen
Drittel
Füße stehen hüftbreit parallel am
Boden
Arme hängen neben dem Körper

Anzahl:

3mal wiederholen

Ausführung:

gerade sitzen
Gesäßmuskeln spannen
Bauch einziehen
Schultern etwas zurückziehen
Kopf lang nach oben herausdehnen
Kinn etwas zur Brust ziehen
nun: Hände an die Stuhlkante legen
Hände fest nach unten drücken
einen Augenblick diese Position
halten
Spannung lösen

Aufpassen:

weiteratmen

✕✕✕✕✕✕	spannen
▶	drücken
↘	Bewegungsrichtung
┅┅►	dehnen

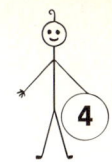

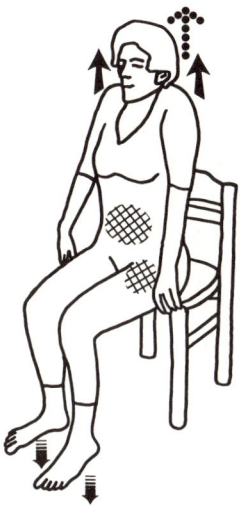

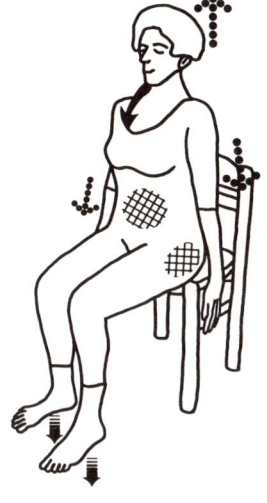

Ausgangsstellung:

Sitz auf dem Stuhl im vorderen
Drittel
Füße stehen hüftbreit parallel am
Boden
Arme hängen neben dem Körper

Anzahl:

3mal wiederholen

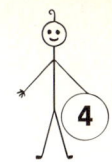 stemmen

spannen

Bewegungsrichtung

Bewegungsrichtung

dehnen

Ausführung:

Füße in den Boden stemmen
Gesäßmuskeln spannen
Bauch einziehen
Rücken strecken
Kopf lang nach oben herausdehnen
Kinn etwas zur Brust ziehen
nun: beide Schultern hochziehen
und halten, bis 5 zählen
Schultern senken
Arme nach unten dehnen, bis
3 zählen
Spannung lösen

Aufpassen:

weiteratmen

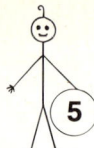

21. Übungstag

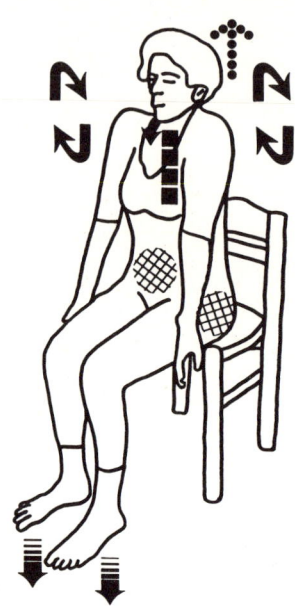

Ausgangsstellung:

Sitz auf dem Stuhl im vorderen
Drittel
Füße stehen hüftbreit parallel am
Boden
Arme hängen neben dem Körper

Anzahl:

Schultern 5mal nach hinten kreisen
Schultern 5mal nach vorne kreisen

|||➡   stemmen

✕✕✕✕✕   spannen

■■■■■   strecken

↘   Bewegungsrichtung

••••➔   dehnen

Ausführung:

Füße in den Boden stemmen
Gesäßmuskeln spannen
Bauch einziehen
Rücken strecken
Kopf lang nach oben herausdehnen
Kinn etwas zur Brust ziehen
nun: beide Schultern nach hinten
kreisen
beide Schultern nach vorn kreisen
Spannung lösen

Aufpassen:

die Schultern langsam kreisen
große Kreise machen
weiteratmen

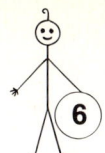

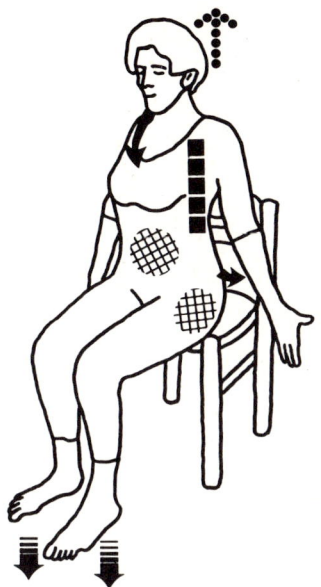

Ausgangsstellung:

Sitz auf dem Stuhl im vorderen Drittel
Füße stehen hüftbreit parallel am Boden
Arme hängen neben dem Körper

Anzahl:

3mal wiederholen

IIII➡	stemmen
✕✕✕✕✕	spannen
▪▪▪▪▪	strecken
↘	Bewegungsrichtung
⋯⋯➤	dehnen

Ausführung:

Füße in den Boden stemmen
Gesäßmuskeln spannen
Bauch einziehen, Rücken strecken
Kopf lang nach oben herausdehnen
Kinn etwas zur Brust ziehen
nun: Arme nach außen drehen
Daumen zeigen nach hinten
Schulterblätter an die Wirbelsäule ziehen
Kopf senken
einen Augenblick die Position halten
Kopf anheben
Arme zurückdrehen
Spannung lösen

Aufpassen:

nur den Kopf senken
Rücken geradehalten
weiteratmen

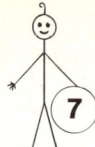

21. Übungstag

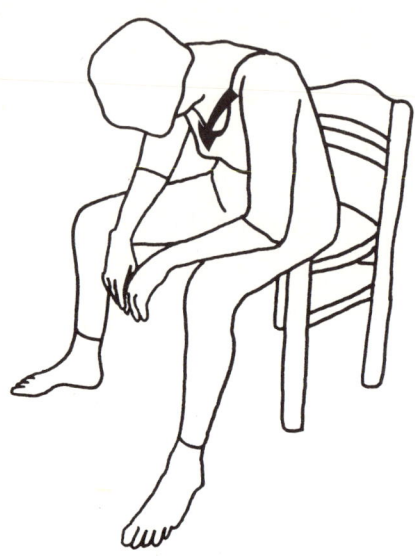

Ausgangsstellung:

Sitz auf dem Stuhl
Füße stehen etwas über Hüftbreite
am Boden
Arme hängen neben dem Körper

Anzahl:

1mal üben

Ausführung:

Oberkörper nach vorn beugen
Unterarme auf die Oberschenkel
legen
Hände baumeln lassen
Kopf senken, Augen schließen
nun: entspannen Sie für einen kurzen Augenblick
beobachten Sie Ihre Atmung (den
eigenen Rhythmus Ihrer Atmung)
schicken Sie Ihre Gedanken in die
Zauberwelt der Märchen, und vergessen Sie einen Augenblick die
Außenwelt
langsam aufrichten
rekeln, gähnen und dehnen

Aufpassen:

nicht das Rekeln und Dehnen vergessen

↘ Bewegungsrichtung

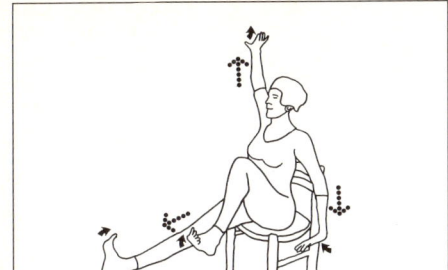

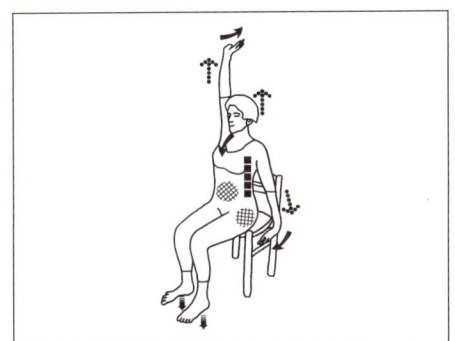

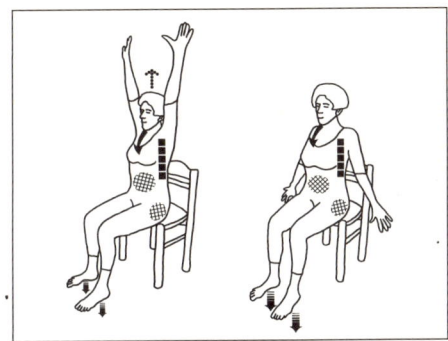

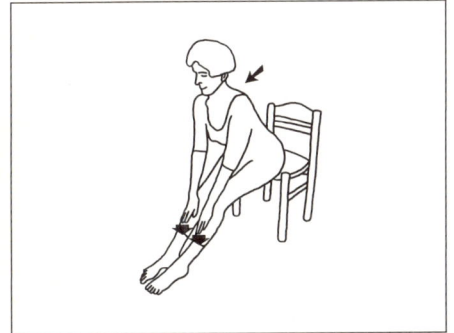

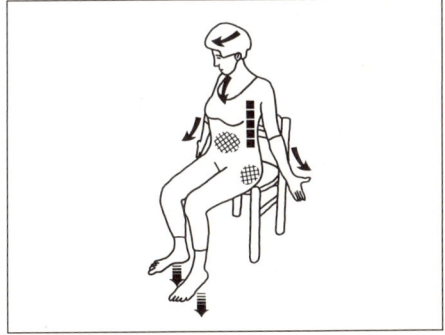

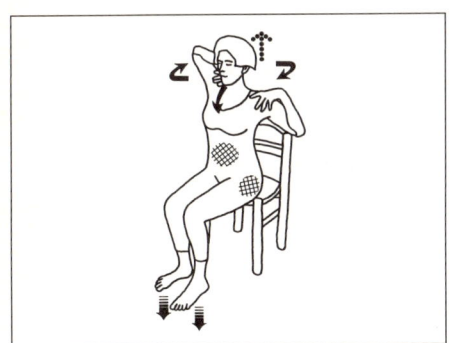

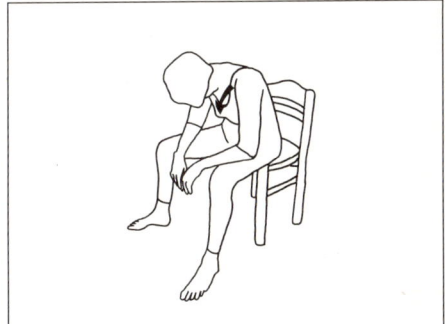

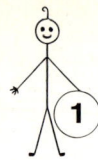

22. Übungstag

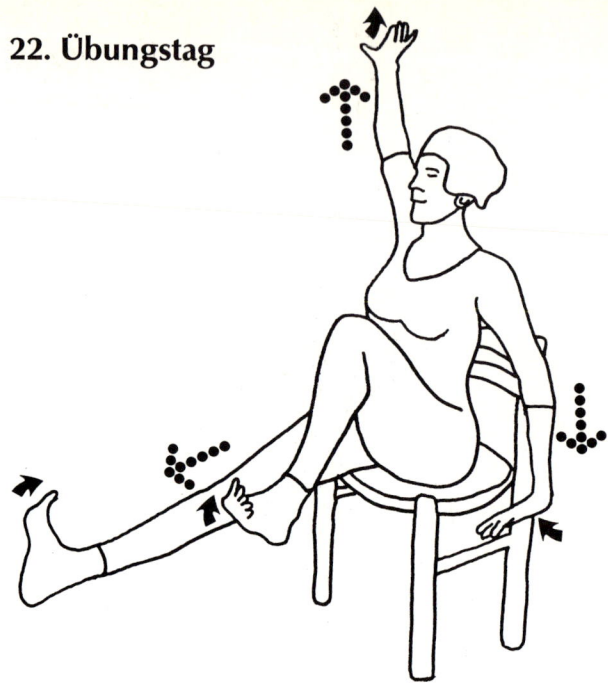

Ausgangsstellung:

Sitz auf dem Stuhl
Arme hängen neben dem Körper

Anzahl:

einige Male üben

Ausführung:

Arme und Beine entgegengesetzt
bewegen:
linkes Bein beugen, Fußspitze hochziehen
rechten Arm nach oben strecken
Handfläche ist zur Decke gerichtet
rechtes Bein vorstrecken, Fußspitze
hochziehen
linken Arm nach unten strecken
Handfläche ist zum Boden gerichtet
Arme und Beine wechseln, dabei
rekeln, dehnen, stöhnen und
gähnen

Aufpassen:

weiteratmen

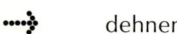 dehnen

➘ Bewegungsrichtung

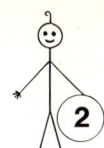

22. Übungstag

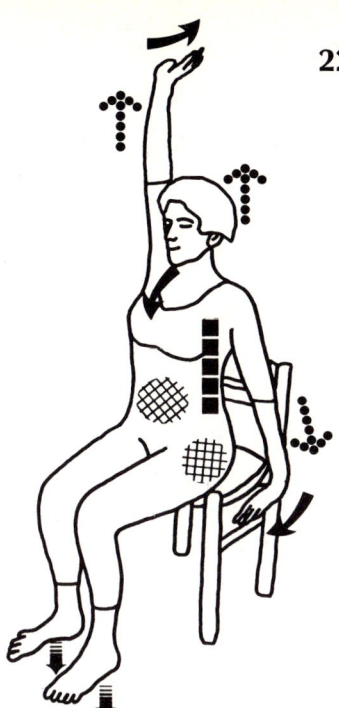

Ausgangsstellung:

Sitz auf dem Stuhl im vorderen Drittel
Füße stehen hüftbreit parallel am Boden
Arme hängen neben dem Körper

Anzahl:

2mal jede Seite üben

IIII➡	stemmen
✕✕✕✕✕✕	spannen
■■■■■	strecken
↘	Bewegungsrichtung
⋯⋯➔	dehnen

Ausführung:

Dehnübung:

Füße in den Boden stemmen
Gesäßmuskeln spannen
Bauch einziehen, Rücken strecken
Kopf lang nach oben herausdehnen
Kinn etwas zur Brust ziehen
nun: Hände in Richtung Unterarme ziehen
rechten Arm nach oben strecken
rechten Arm nach oben herausdehnen
linken Arm nach unten herausdehnen
einen Augenblick die Position halten
Arm senken
Spannung lösen

Aufpassen:

weiteratmen

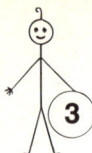

22. Übungstag

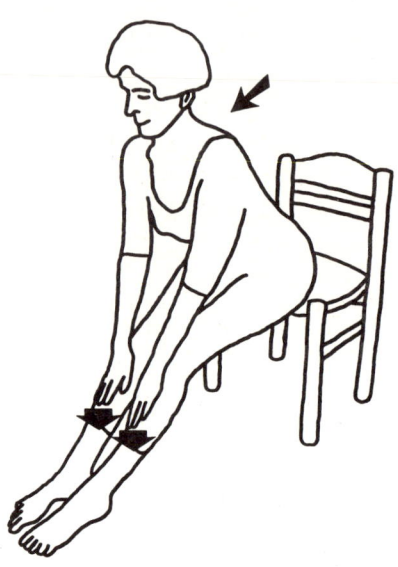

Ausgangsstellung:

Sitz auf dem Stuhl im vorderen
Drittel
Füße stehen hüftbreit parallel am
Boden
Beine sind leicht gestreckt
Arme hängen neben dem Körper

Anzahl:

3mal wiederholen

Ausführung:

Rücken strecken
Kopf lang nach oben herausdehnen
nun: den Körper in den Hüftgelenken nach vorn beugen
Hände flach auf die Schienbeine
legen
Hände gegen die Schienbeine
drücken
einen Augenblick diese Position
halten
Körper aufrichten
Spannung lösen

Aufpassen:

Rücken geradehalten
weiteratmen

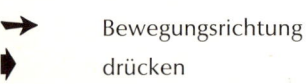 Bewegungsrichtung

drücken

172

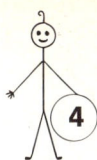

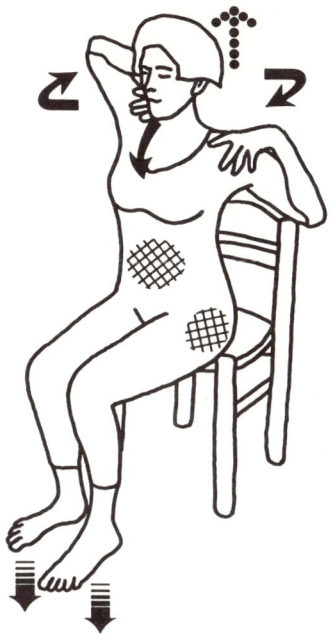

Ausgangsstellung:

Sitz auf dem Stuhl im vorderen
Drittel
Füße stehen hüftbreit parallel am
Boden
Arme hängen neben dem Körper

Anzahl:

einige Male die Schultern kreisen

Ausführung:

Füße in den Boden stemmen
Gesäßmuskeln spannen
Bauch einziehen
Rücken strecken
Kopf lang nach oben herausdehnen
Kinn etwas zur Brust ziehen
nun: Hände an die Schultern
nehmen
Schultern gegeneinander kreisen
vorwärts und rückwärts kreisen
Arme senken
Spannung lösen

Aufpassen:

nach vorn schauen
weiteratmen

‖➡	stemmen
✕✕✕✕✕	spannen
➘	Bewegungsrichtung
⋯⋯⋗	dehnen

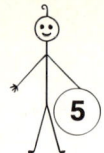

22. Übungstag

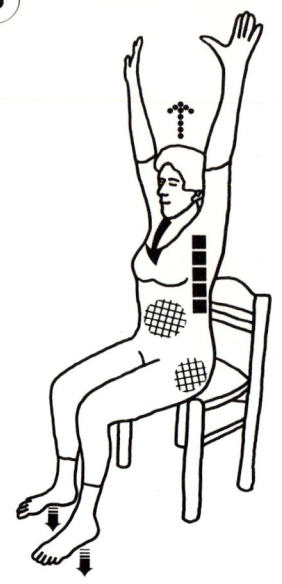

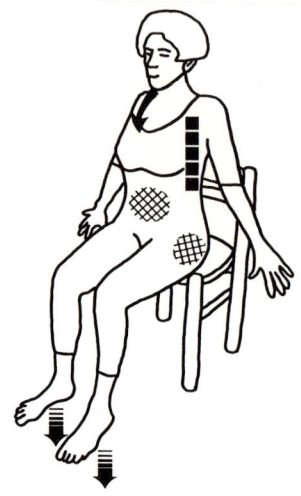

Ausgangsstellung:

Sitz auf dem Stuhl im vorderen
Drittel
Füße stehen hüftbreit parallel am
Boden
Arme hängen neben dem Körper

Anzahl:

5mal wiederholen

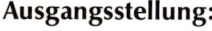 stemmen

spannen

strecken

Bewegungsrichtung

dehnen

Ausführung:

Füße in den Boden stemmen
Gesäßmuskeln spannen
Bauch einziehen
Rücken strecken
Kopf lang nach oben herausdehnen
Kinn etwas zur Brust ziehen
nun: Fäuste zur Schulter nehmen
Arme nach oben strecken
Hände öffnen, Finger spreizen
Fäuste zur Schulter nehmen
Arme nach unten strecken
Hände öffnen, Finger spreizen
Spannung lösen

Aufpassen:

Arme langsam strecken, nicht
schleudern
weiteratmen

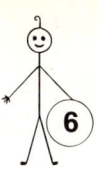

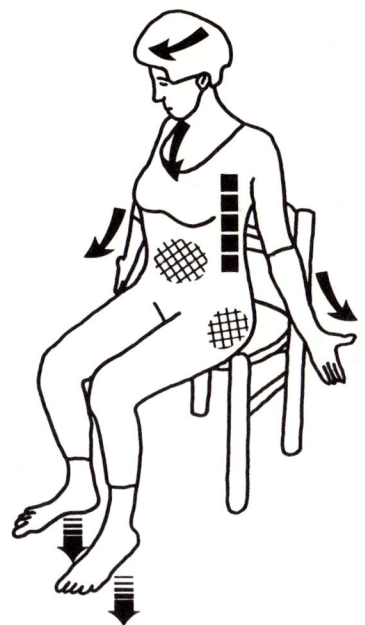

Ausgangsstellung:

Sitz auf dem Stuhl im vorderen
Drittel
Füße stehen hüftbreit parallel am
Boden
Arme hängen neben dem Körper

Anzahl:

2mal jede Seite üben

‖➡	stemmen
✕✕✕✕✕	spannen
▪▪▪▪▪	strecken
↘	Bewegungsrichtung

Ausführung:

Füße in den Boden stemmen
Gesäßmuskeln spannen
Bauch einziehen, Rücken strecken
Kopf lang nach oben herausdehnen
Kinn etwas zur Brust ziehen
nun: Arme nach außen drehen
Daumen zeigen nach hinten
Schulterblätter an die Wirbelsäule
ziehen
Kopf ein wenig nach rechts drehen
Kopf zur rechten Brust senken
einen Augenblick die Position halten
Kopf anheben, zurückdrehen
Spannung lösen

Aufpassen:

nur den Kopf senken
Rücken geradehalten
weiteratmen

22. Übungstag

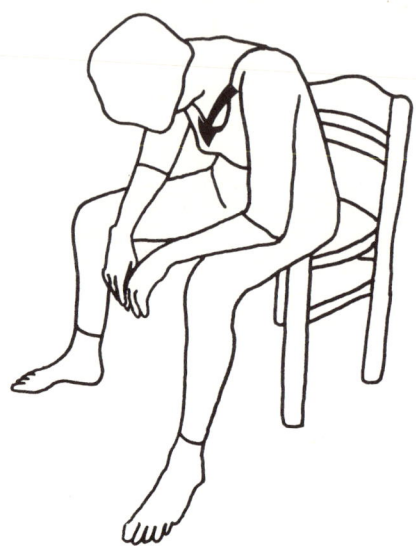

Ausgangsstellung:

Sitz auf dem Stuhl
Füße stehen etwas über Hüftbreite
am Boden
Arme hängen neben dem Körper

Anzahl:

1mal üben

Ausführung:

Oberkörper nach vorn beugen
Unterarme auf die Oberschenkel
legen
Hände baumeln lassen
Kopf senken, Augen schließen
nun: entspannen Sie für einen kurzen Augenblick
beobachten Sie Ihre Atmung (den
eigenen Rhythmus Ihrer Atmung)
schicken Sie Ihre Gedanken in die
Zauberwelt der Märchen, und vergessen Sie einen Augenblick die
Außenwelt
langsam aufrichten
rekeln, gähnen und dehnen

Aufpassen:

nicht das Rekeln und Dehnen vergessen

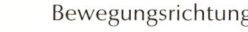 Bewegungsrichtung

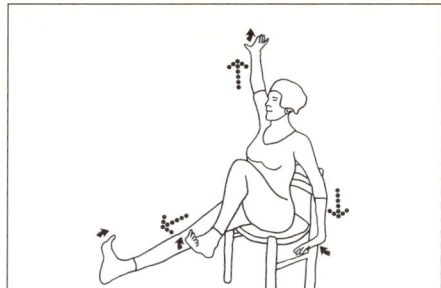

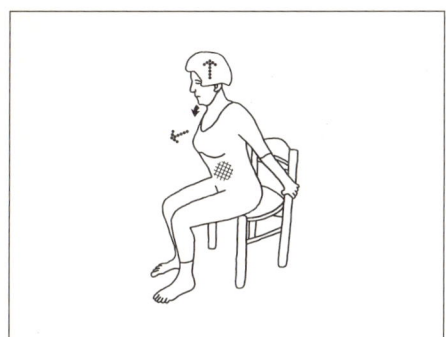

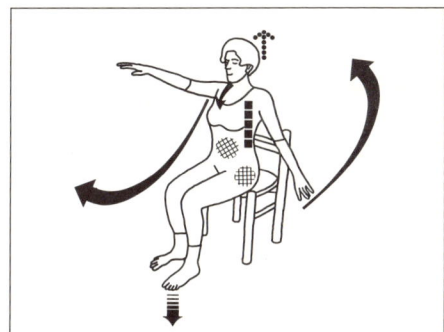

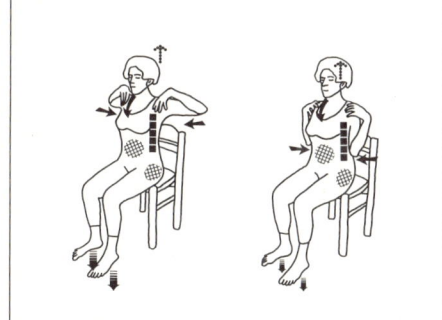

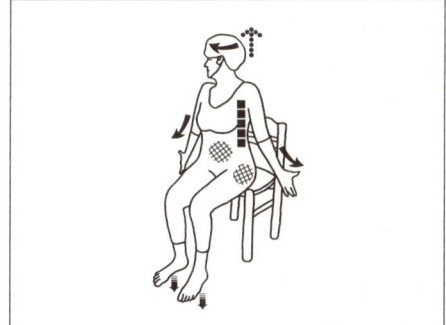

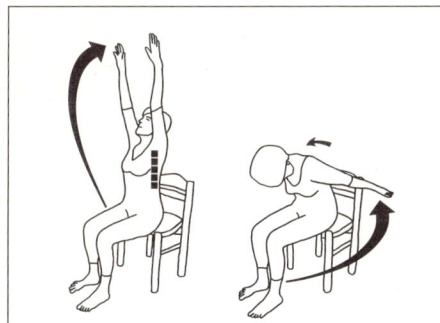

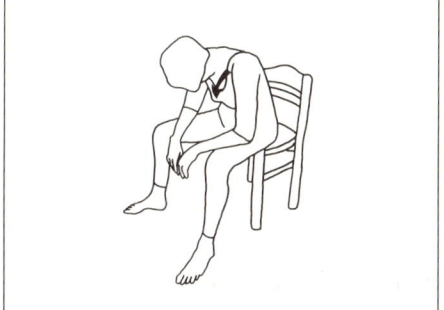

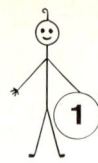

23. Übungstag

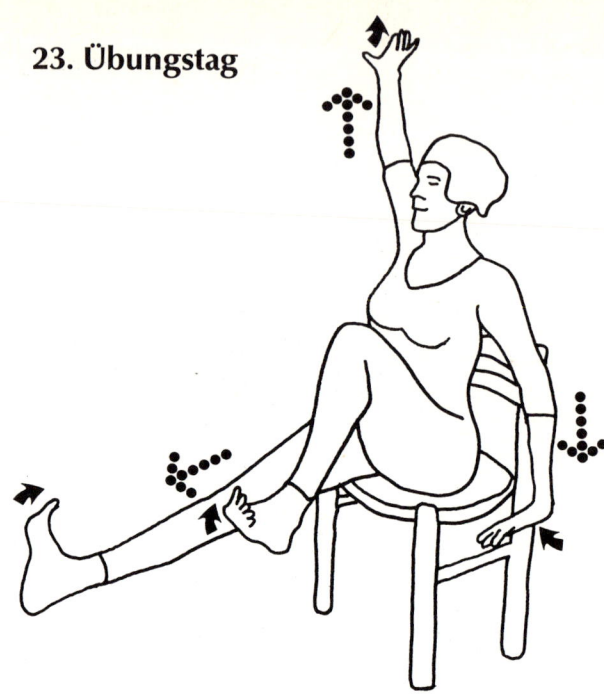

Ausgangsstellung:

Sitz auf dem Stuhl
Arme hängen neben dem Körper

Anzahl:

einige Male üben

Ausführung:

Arme und Beine entgegengesetzt
bewegen:
linkes Bein beugen, Fußspitze hochziehen
rechten Arm nach oben strecken
Handfläche ist zur Decke gerichtet
rechtes Bein vorstrecken, Fußspitze
hochziehen
linken Arm nach unten strecken
Handfläche ist zum Boden gerichtet
Arme und Beine wechseln, dabei
rekeln, dehnen, stöhnen und
gähnen

Aufpassen:

weiteratmen

•••••➔ dehnen

➘ Bewegungsrichtung

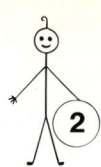
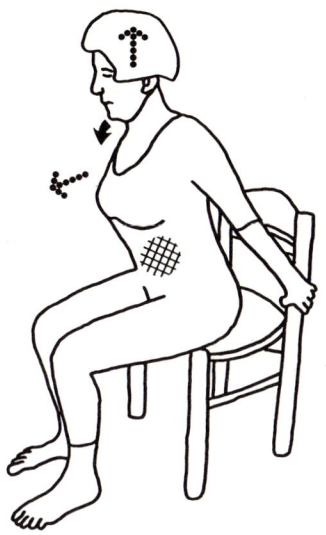

Ausgangsstellung:

Sitz auf dem Stuhl im vorderen Drittel
Füße stehen hüftbreit parallel am Boden
Arme hängen neben dem Körper

Anzahl:

3mal wiederholen

Ausführung:

Dehnübung:

Hände umfassen die Stuhllehne
Bauch einziehen
Kopf lang nach oben herausdehnen
Kinn etwas zur Brust ziehen
nun: den Körper mit geradem Rük-ken etwas nach vorn neigen
einen Augenblick diese Position halten
Oberkörper aufrichten
Hände lösen
Spannung lösen

Aufpassen:

den Körper aus den Hüftgelenken vorbeugen
Rücken geradehalten
weiteratmen

 spannen

Bewegungsrichtung

 dehnen

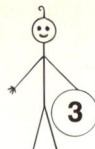

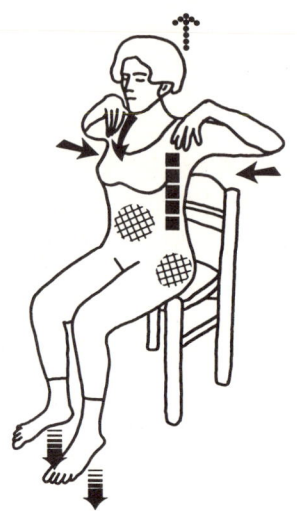

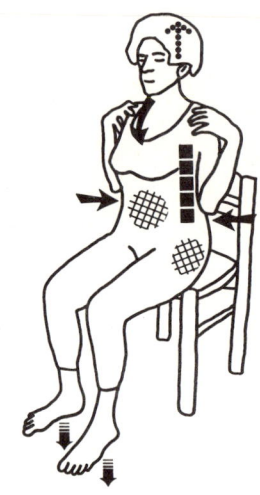

Ausgangsstellung:

Sitz auf dem Stuhl im vorderen
Drittel
Füße stehen hüftbreit parallel am
Boden
Arme hängen neben dem Körper

Anzahl:

5mal wiederholen

⫸	stemmen
⨯⨯⨯⨯⨯	spannen
▪▪▪▪▪	strecken
↘	Bewegungsrichtung
→	Bewegungsrichtung
⋯⋗	dehnen

Ausführung:

Füße in den Boden stemmen
Gesäßmuskeln spannen
Bauch einziehen
Rücken strecken
Kopf lang nach oben herausdehnen
Kinn etwas zur Brust ziehen
nun: Hände an die Schultern
nehmen
Ellbogen mit Spannung an den Kör-
per heranziehen
Arme gegen den Körper drücken
einen Augenblick diese Position
halten
Arme senken
Spannung lösen

Aufpassen:

nicht die Schultern hochziehen
weiteratmen

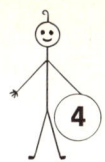

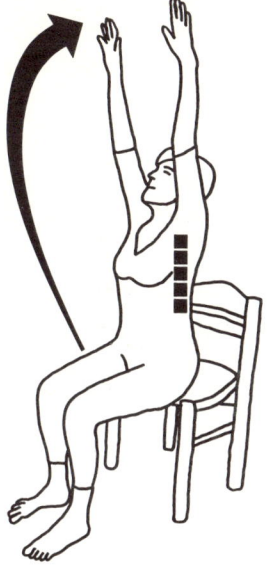

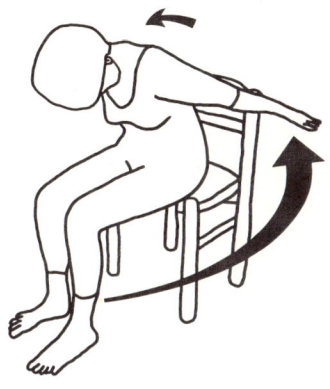

Ausgangsstellung:

Sitz auf dem Stuhl im vorderen Drittel
Füße stehen hüftbreit parallel am Boden
Arme hängen neben dem Körper

Anzahl:

einige Male die Arme schwingen

Ausführung:

Arme nach oben schwingen: Rücken strecken
Arme nach hinten schwingen: Rücken beugen
Hände oben: anschauen
Hände hinten: Bauch anschauen

Aufpassen:

die Arme nicht über den Kopf nach hinten schwingen
weiteratmen

  Bewegungsrichtung

■■■■■ strecken

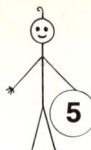

23. Übungstag

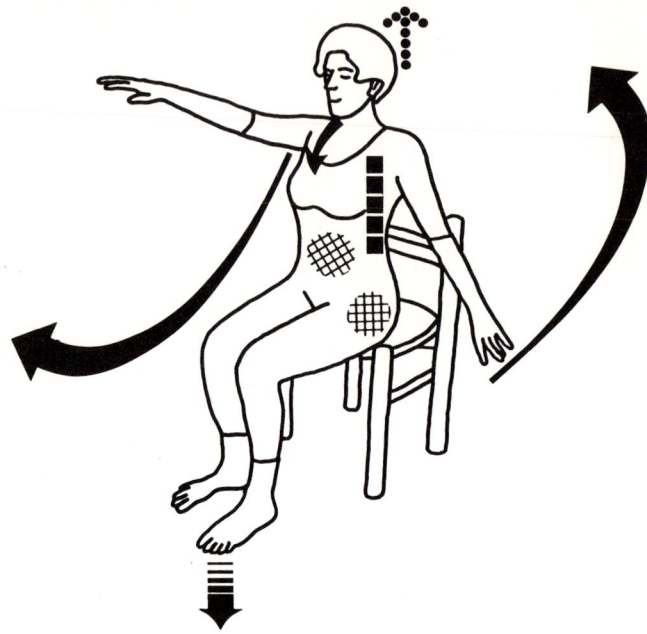

Ausgangsstellung:

Sitz auf dem Stuhl im vorderen Drittel
Füße stehen hüftbreit parallel am Boden
Arme hängen neben dem Körper

Anzahl:

einige Male die Arme schwingen

Ausführung:

Füße in den Boden stemmen
Gesäßmuskeln spannen
Bauch einziehen
Rücken strecken
Kopf lang nach oben herausdehnen
Kinn etwas zur Brust ziehen
nun: Arme im Wechsel vor- und zurückschwingen

Aufpassen:

beim Schwingen der Arme die Körperspannung halten
weiteratmen

‖‖➡	stemmen
✕✕✕✕✕✕	spannen
■■■■■	strecken
↘	Bewegungsrichtung
•••••➤	dehnen

182

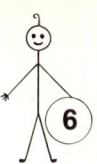

23. Übungstag

6

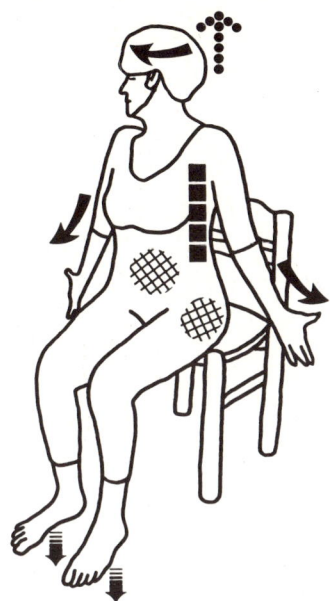

Ausgangsstellung:

Sitz auf dem Stuhl im vorderen Drittel
Füße stehen hüftbreit parallel am Boden
Arme hängen neben dem Körper

Anzahl:

2mal jede Seite üben

IIIII➡ stemmen
✕✕✕✕✕✕ spannen
■■■■■ strecken
↘ Bewegungsrichtung
••••⇢ dehnen

Ausführung:

Füße in den Boden stemmen
Gesäßmuskeln spannen
Bauch einziehen
Rücken strecken
Kopf lang nach oben herausdehnen
Kinn etwas zur Brust ziehen
nun: Arme nach außen drehen
Daumen zeigen nach hinten
Schulterblätter an die Wirbelsäule ziehen
Kopf langsam nach rechts drehen
über die Schulter nach hinten schauen
einen Augenblick die Position halten
Kopf langsam zurückdrehen
Spannung lösen

Aufpassen:

weiteratmen

183

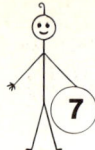

7

23. Übungstag

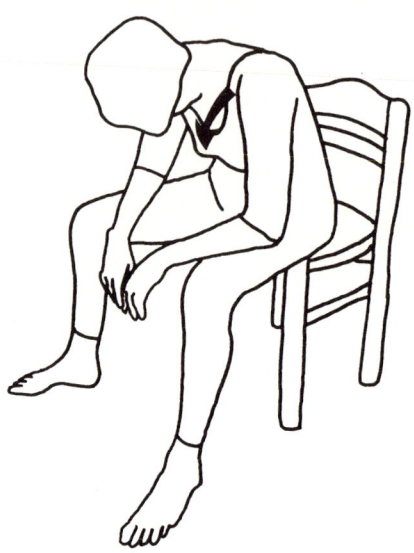

Ausgangsstellung:

Sitz auf dem Stuhl
Füße stehen etwas über Hüftbreite
am Boden
Arme hängen neben dem Körper

Anzahl:

1mal üben

Ausführung:

Oberkörper nach vorn beugen
Unterarme auf die Oberschenkel
legen
Hände baumeln lassen
Kopf senken, Augen schließen
nun: entspannen Sie für einen kurzen Augenblick
beobachten Sie Ihre Atmung (den
eigenen Rhythmus Ihrer Atmung)
schicken Sie Ihre Gedanken in die
Zauberwelt der Märchen, und vergessen Sie einen Augenblick die
Außenwelt
langsam aufrichten
rekeln, gähnen und dehnen

Aufpassen:

nicht das Rekeln und Dehnen vergessen

Bewegungsrichtung

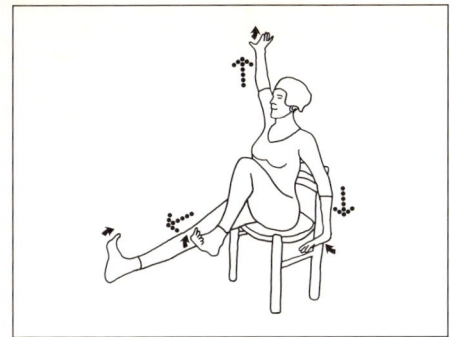

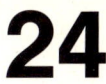

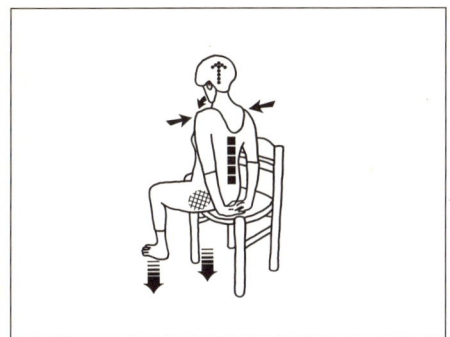

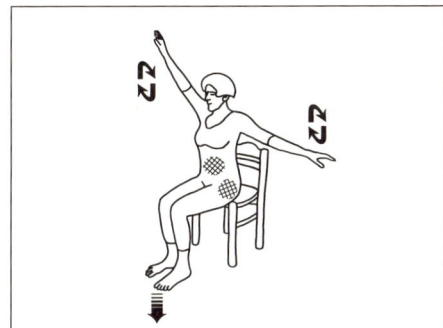

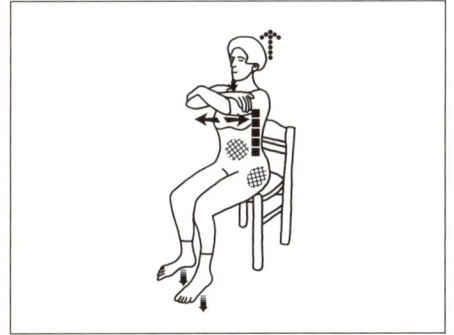

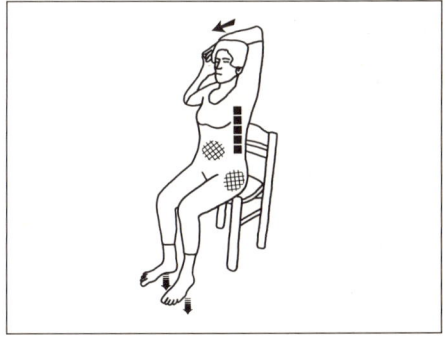

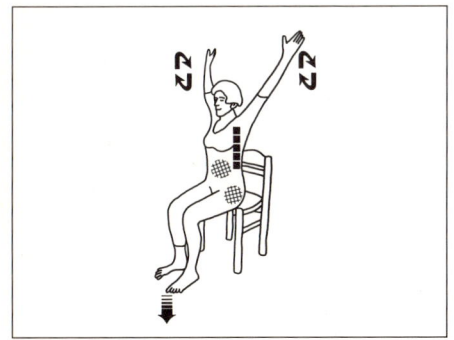

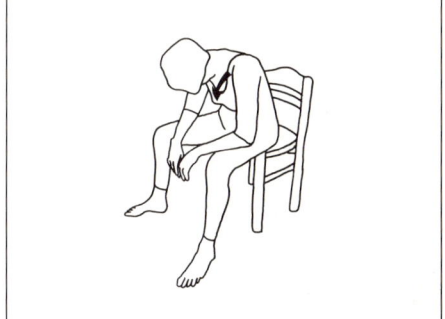

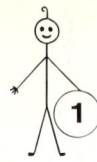

24. Übungstag

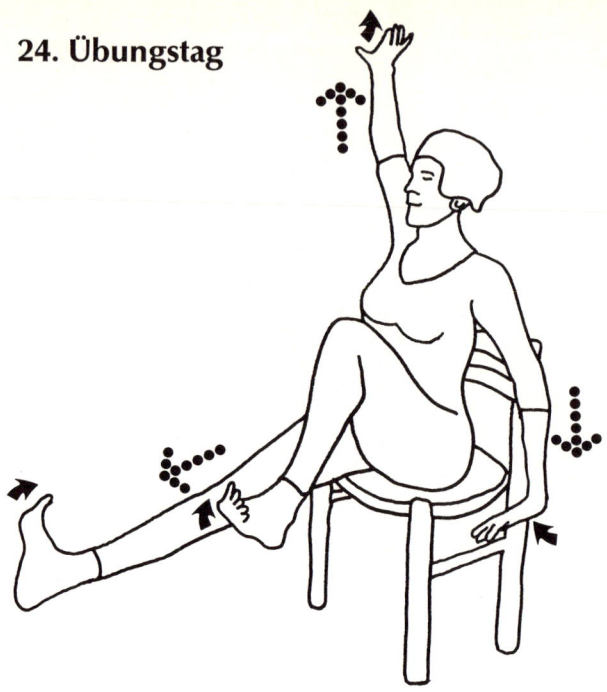

Ausgangsstellung:

Sitz auf dem Stuhl
Arme hängen neben dem Körper

Anzahl:

einige Male üben

Ausführung:

Arme und Beine entgegengesetzt
bewegen:
linkes Bein beugen, Fußspitze hochziehen
rechten Arm nach oben strecken
Handfläche ist zur Decke gerichtet
rechtes Bein vorstrecken, Fußspitze
hochziehen
linken Arm nach unten strecken
Handfläche ist zum Boden gerichtet
Arme und Beine wechseln, dabei
rekeln, dehnen, stöhnen und
gähnen

Aufpassen:

weiteratmen

➙ dehnen
➙ Bewegungsrichtung

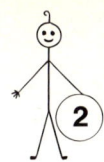

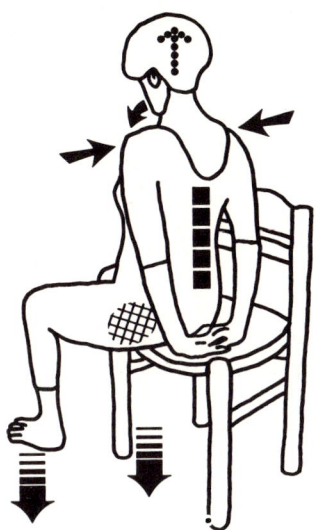

Ausgangsstellung:

Sitz auf dem Stuhl im vorderen Drittel
Füße stehen hüftbreit parallel am Boden
Arme hängen neben dem Körper

Anzahl:

3mal wiederholen

‖‖➡	stemmen
✖✖✖✖	spannen
▪▪▪▪▪	strecken
↘	Bewegungsrichtung
→	Bewegungsrichtung
⋯➤	dehnen

Ausführung:

Dehnübung:
Füße in den Boden stemmen
Gesäßmuskeln spannen
Bauch einziehen
Rücken strecken
Kopf lang nach oben herausdehnen
Kinn etwas zur Brust ziehen
nun: Hände hinter dem Rücken falten
Handflächen zum Stuhlsitz drehen
Arme strecken
Schulterblätter an die Wirbelsäule ziehen
einen Augenblick die Position halten
Hände umdrehen
Spannung lösen

Aufpassen:

Rücken geradehalten
weiteratmen

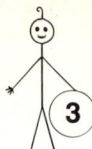

24. Übungstag

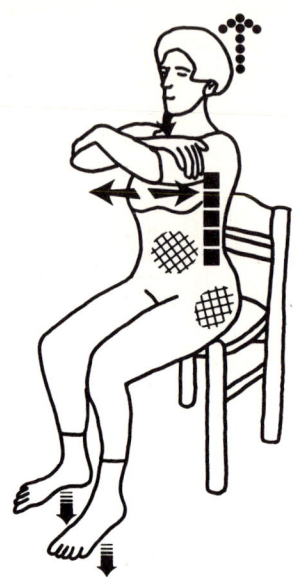

Ausgangsstellung:

Sitz auf dem Stuhl im vorderen Drittel
Füße stehen hüftbreit parallel am Boden
Arme hängen neben dem Körper

Anzahl:

2mal jede Seite üben

IIII➡   stemmen

✕✕✕✕✕✕   spannen

■■■■■   strecken

↘   Bewegungsrichtung

➡   Bewegungsrichtung

•••➢   dehnen

Ausführung:

Füße in den Boden stemmen
Gesäßmuskeln spannen
Bauch einziehen
Rücken strecken
Kopf lang nach oben herausdehnen
Kinn etwas zur Brust ziehen
nun: Arme vor der Brust verschränken
linke Hand zieht den rechten Oberarm nach links
der rechte Arm gibt Widerstand
einen Augenblick diese Position halten
Spannung lösen

Aufpassen:

gerade sitzen bleiben
weiteratmen

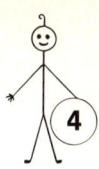

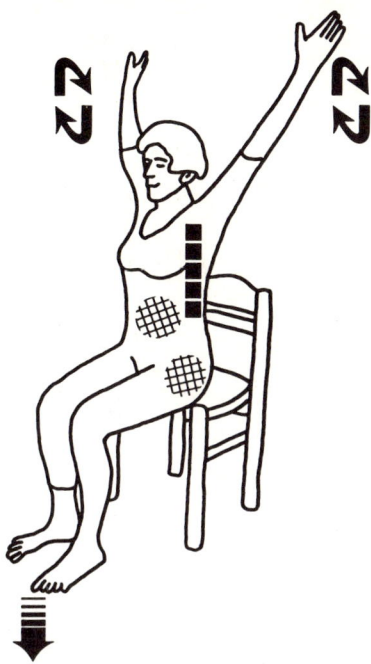

Ausgangsstellung:

Sitz auf dem Stuhl im vorderen
Drittel
Füße stehen hüftbreit parallel am
Boden
Arme hängen neben dem Körper

Anzahl:

einige Male die Arme kreisen

Ausführung:

Füße in den Boden stemmen
Gesäßmuskeln spannen
Bauch einziehen
Rücken strecken
Kopf gerade halten
nun: beide Arme im großen Kreis
von vorn nach hinten führen
Arme auspendeln
Spannung lösen

Aufpassen:

gerade sitzen bleiben
weiteratmen

ⅢⅢ➡	stemmen
✕✕✕✕✕	spannen
■■■■■	strecken
↘	Bewegungsrichtung

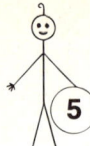

5

24. Übungstag

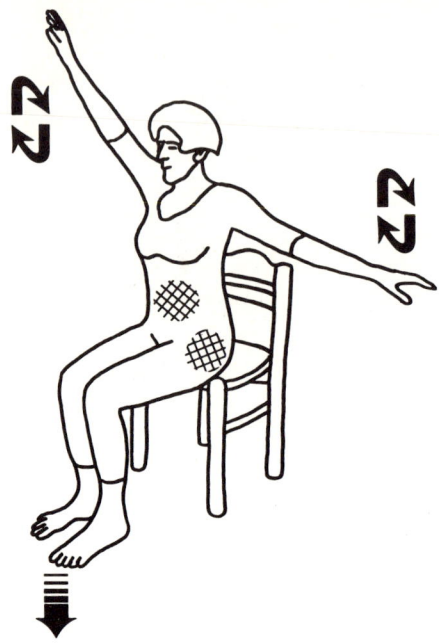

Ausgangsstellung:

Sitz auf dem Stuhl im vorderen
Drittel
Füße stehen hüftbreit parallel am
Boden
Arme hängen neben dem Körper

Anzahl:

einige Male die Arme kreisen

Ausführung:

Füße in den Boden stemmen
nun: rechten Arm nach hinten
kreisen
linken Arm nach vorn kreisen
der Oberkörper macht die Bewegung mit
Arme auspendeln
Spannung lösen

Aufpassen:

der Kopf bleibt gerade
nach vorn schauen
weiteratmen

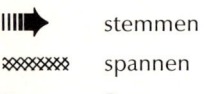 stemmen

spannen

Bewegungsrichtung

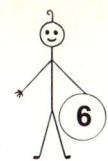

6

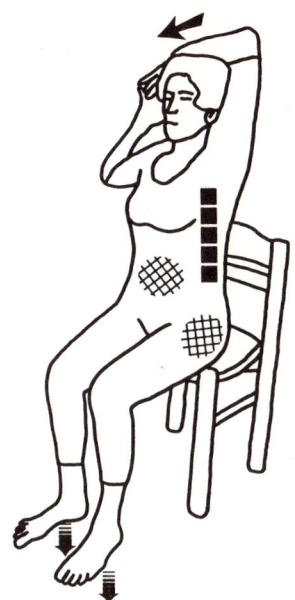

Ausgangsstellung:

Sitz auf dem Stuhl im vorderen
Drittel
Füße stehen hüftbreit parallel am
Boden
Arme hängen neben dem Körper

Anzahl:

2mal jede Seite üben

‖▶	stemmen
⋙	spannen
▪▪▪▪	strecken
➜	Bewegungsrichtung

Ausführung:

Füße in den Boden stemmen
Gesäßmuskeln spannen
Bauch einziehen
Rücken strecken
Kopf lang nach oben herausdehnen
Kinn etwas zur Brust ziehen
nun: Hände über dem Kopf falten
rechte Hand zieht den linken Arm
zur rechten Seite, bis der Oberarm
den Kopf berührt
einen Augenblick diese Position
halten
Arme senken
Spannung lösen

Aufpassen:

Rücken geradehalten
nicht zur Seite neigen
weiteratmen

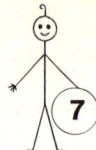

24. Übungstag

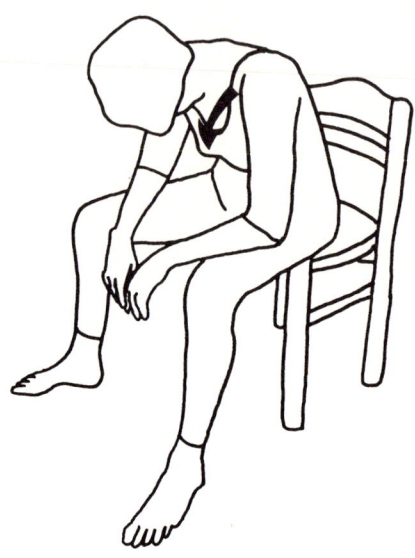

Ausgangsstellung:

Sitz auf dem Stuhl
Füße stehen etwas über Hüftbreite
am Boden
Arme hängen neben dem Körper

Anzahl:

1mal üben

Ausführung:

Oberkörper nach vorn beugen
Unterarme auf die Oberschenkel
legen
Hände baumeln lassen
Kopf senken, Augen schließen
nun: entspannen Sie für einen kurzen Augenblick
beobachten Sie Ihre Atmung (den
eigenen Rhythmus Ihrer Atmung)
schicken Sie Ihre Gedanken in die
Zauberwelt der Märchen, und vergessen Sie einen Augenblick die
Außenwelt
langsam aufrichten
rekeln, gähnen und dehnen

Aufpassen:

nicht das Rekeln und Dehnen vergessen

➘ Bewegungsrichtung

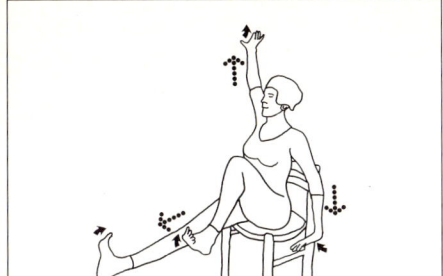

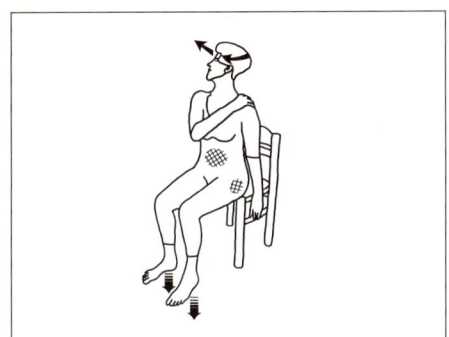

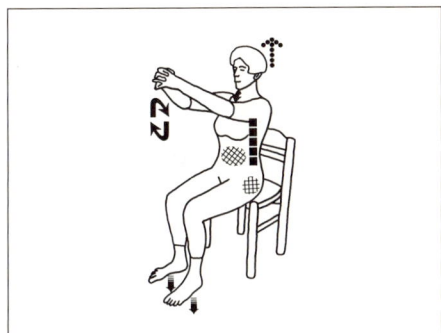

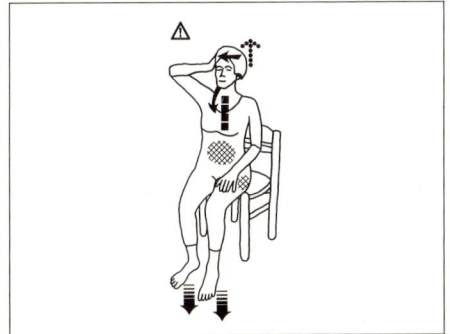

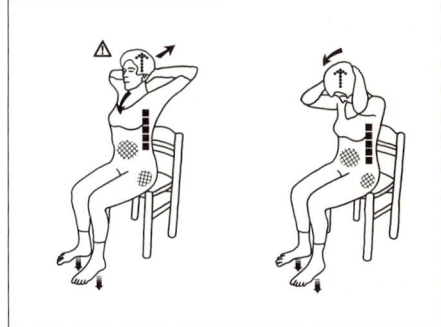

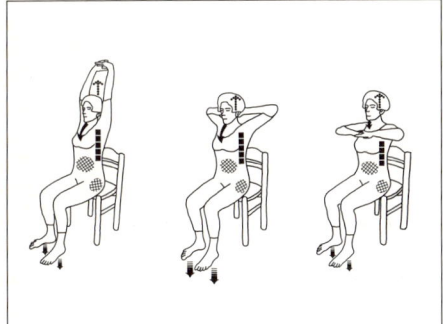

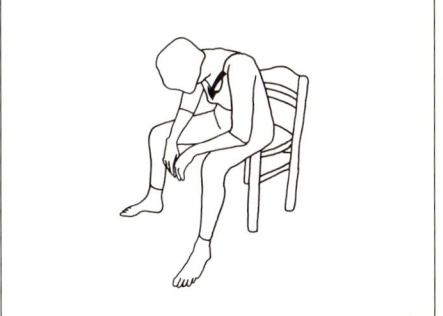

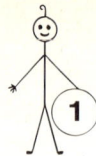

25. Übungstag

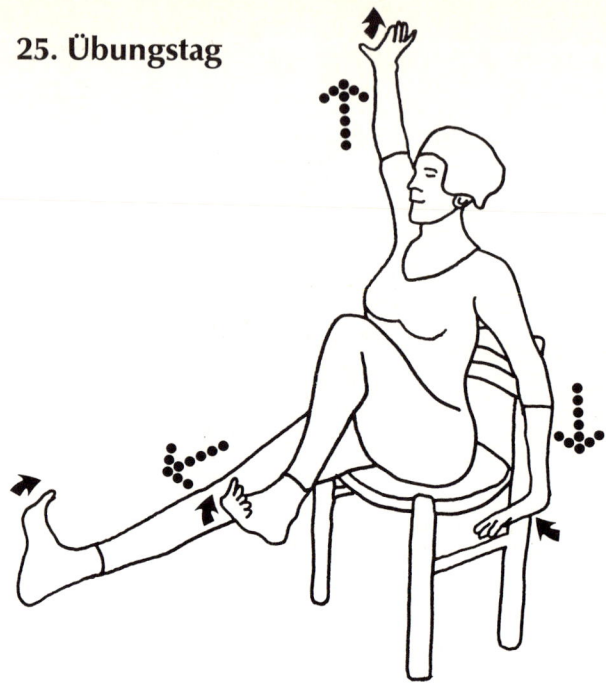

Ausgangsstellung:

Sitz auf dem Stuhl
Arme hängen neben dem Körper

Anzahl:

einige Male üben

Ausführung:

Arme und Beine entgegengesetzt
bewegen:
linkes Bein beugen, Fußspitze hochziehen
rechten Arm nach oben strecken
Handfläche ist zur Decke gerichtet
rechtes Bein vorstrecken, Fußspitze
hochziehen
linken Arm nach unten strecken
Handfläche ist zum Boden gerichtet
Arme und Beine wechseln, dabei
rekeln, dehnen, stöhnen und
gähnen

Aufpassen:

weiteratmen

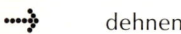   dehnen

➘   Bewegungsrichtung

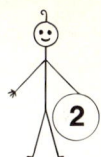

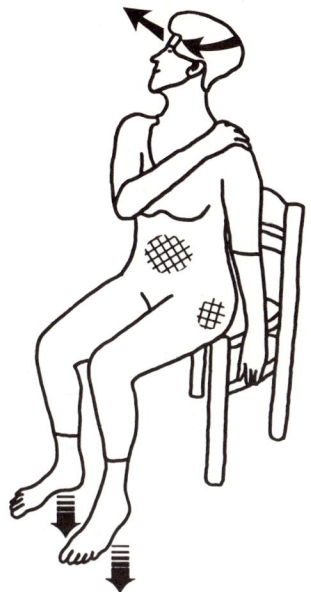

Ausgangsstellung:

Sitz auf dem Stuhl im vorderen
Drittel
Füße stehen hüftbreit parallel am
Boden
Arme hängen neben dem Körper

Anzahl:

2mal jede Seite üben

IIIII➡	stemmen
⨯⨯⨯⨯⨯⨯	spannen
➘	Bewegungsrichtung
➜	Bewegungsrichtung

Ausführung:

Dehnübung:

Füße in den Boden stemmen
Gesäßmuskeln spannen
Bauch einziehen
Rücken strecken
nun: rechte Hand auf die linke
Schulter legen
Kopf etwas nach hinten neigen und
zur Seite drehen
nach hinten oben schauen
einen Augenblick die Position halten
Kopf zurückdrehen
Arm senken
Spannung lösen

Aufpassen:

die Schulter dreht **nicht** mit, die
Hand fixiert die Schulter
weiteratmen

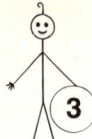

25. Übungstag

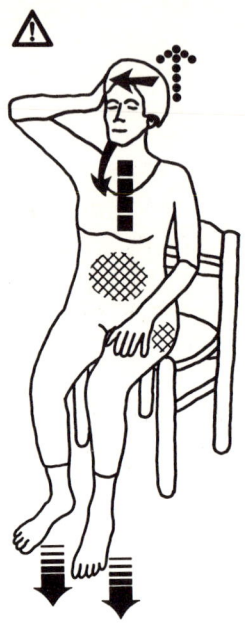

Ausgangsstellung:

Sitz auf dem Stuhl im vorderen
Drittel
Füße stehen hüftbreit parallel am
Boden
Hände liegen auf den Ober-
schenkeln

Anzahl:

2mal jede Seite üben

⫸	stemmen
⚒⚒⚒	spannen
▬▬▬	strecken
⤵	Bewegungsrichtung
➜	Bewegungsrichtung
⤑	dehnen
⚠	Vorsicht

Ausführung:

Füße in den Boden stemmen
Gesäßmuskeln spannen
Bauch einziehen
Rücken strecken
Kopf lang nach oben herausdehnen
Kinn etwas zur Brust ziehen
nun: rechte Hand über dem Ohr an
den Kopf legen
Kopf **vorsichtig** gegen die Hand
drücken
Hand gibt Widerstand
einen Augenblick die Position halten
Spannung lösen

Aufpassen:

Kopf **nicht** zur Seite neigen
Kopf in Mittelstellung halten
nach vorn schauen
weiteratmen

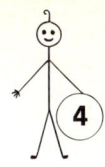

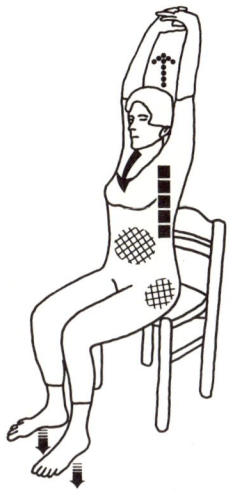
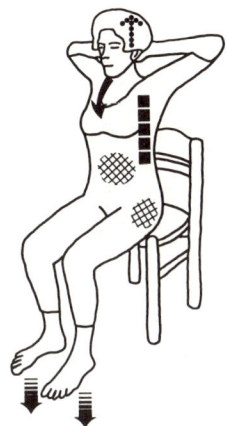
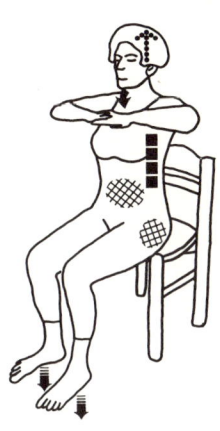

Ausgangsstellung:

Sitz auf dem Stuhl im vorderen Drittel
Füße stehen hüftbreit parallel am Boden
Arme hängen neben dem Körper

Anzahl:

einige Male wiederholen

	stemmen
	spannen
	strecken
	Bewegungsrichtung
	dehnen

Ausführung:

Füße in den Boden stemmen
Gesäßmuskeln spannen
Bauch einziehen
Rücken strecken
Kopf lang nach oben herausdehnen
Kinn etwas zur Brust ziehen
nun: Arme über den Kopf strecken
Hände falten
Hände hinter den Kopf ziehen
Arme strecken
Hände vor die Brust senken
Hände lösen, Arme senken
Spannung lösen

Aufpassen:

gerade sitzen bleiben
langsam üben
weiteratmen

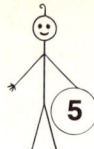

25. Übungstag

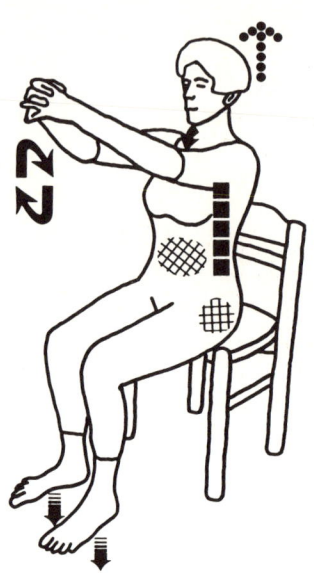

Ausgangsstellung:

Sitz auf dem Stuhl im vorderen
Drittel
Füße stehen hüftbreit parallel am
Boden
Arme hängen neben dem Körper

Anzahl:

einige Male die Arme kreisen

‖‖➡	stemmen
▨▨▨▨	spannen
▪▪▪▪▪	strecken
➘	Bewegungsrichtung
┅➤	dehnen

Ausführung:

Füße in den Boden stemmen
Gesäßmuskeln spannen
Bauch einziehen
Rücken strecken
Kopf lang nach oben herausdehnen
Kinn etwas zur Brust ziehen
nun: Hände falten, Arme nach vorn,
nach rechts und links kreisen
Arme senken
Spannung lösen

Aufpassen:

gerade sitzen bleiben
weiteratmen

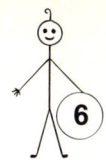

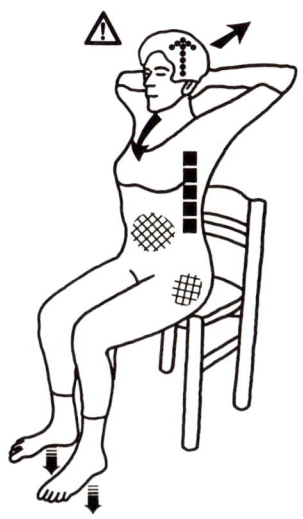

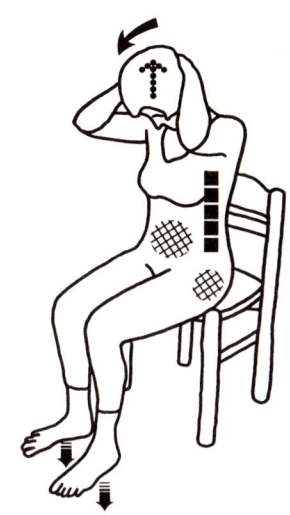

Ausgangsstellung:

Sitz auf dem Stuhl im vorderen
Drittel
Füße stehen hüftbreit parallel am
Boden
Arme hängen neben dem Körper

Anzahl:

3mal wiederholen

IIII➡	stemmen
✕✕✕✕✕	spannen
▪▪▪▪▪	strecken
➘	Bewegungsrichtung
➜	Bewegungsrichtung
⋯➤	dehnen
⚠	Vorsicht

Ausführung:

Füße in den Boden stemmen
Gesäßmuskeln spannen
Bauch einziehen, Rücken strecken
Kopf lang nach oben herausdehnen
Kinn etwas zur Brust ziehen
nun: beide Hände falten, hinter den
Kopf nehmen
Kopf **vorsichtig** gegen die Hände
drücken
einen Augenblick die Position halten
Spannung lösen
Kopf langsam nach vorn beugen
Rücken bleibt gerade
einen Augenblick die Position halten
Kopf anheben, Arme senken

Aufpassen:

nicht mit den Händen den Kopf
nach vorn oder unten drücken
weiteratmen

25. Übungstag

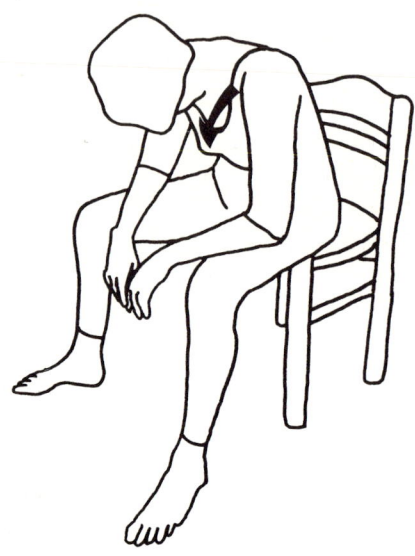

Ausgangsstellung:

Sitz auf dem Stuhl
Füße stehen etwas über Hüftbreite
am Boden
Arme hängen neben dem Körper

Anzahl:

1mal üben

Ausführung:

Oberkörper nach vorn beugen
Unterarme auf die Oberschenkel
legen
Hände baumeln lassen
Kopf senken, Augen schließen
nun: entspannen Sie für einen kurzen Augenblick
beobachten Sie Ihre Atmung (den
eigenen Rhythmus Ihrer Atmung)
schicken Sie Ihre Gedanken in die
Zauberwelt der Märchen, und vergessen Sie einen Augenblick die
Außenwelt
langsam aufrichten
rekeln, gähnen und dehnen

Aufpassen:

nicht das Rekeln und Dehnen vergessen

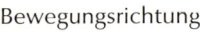 Bewegungsrichtung

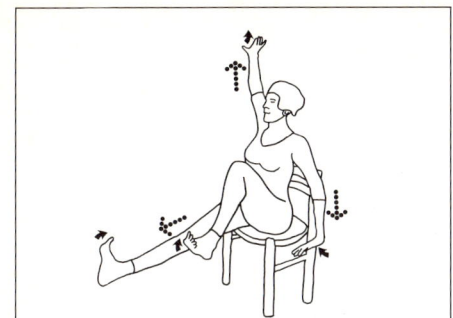

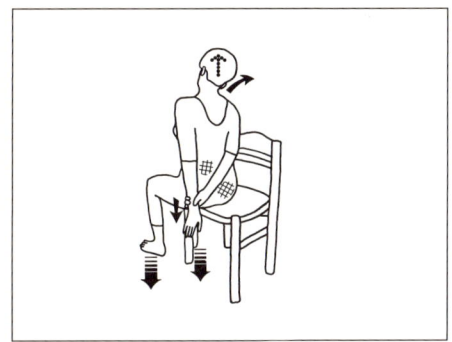

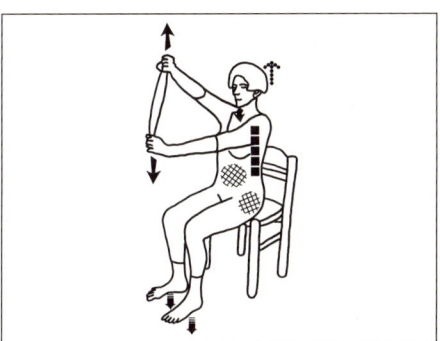

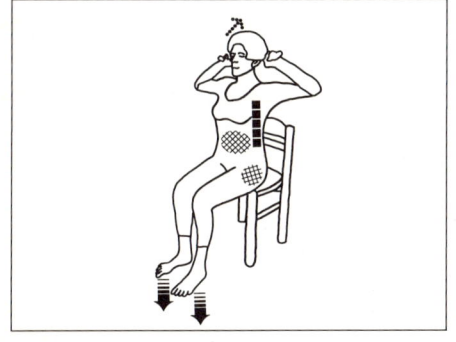

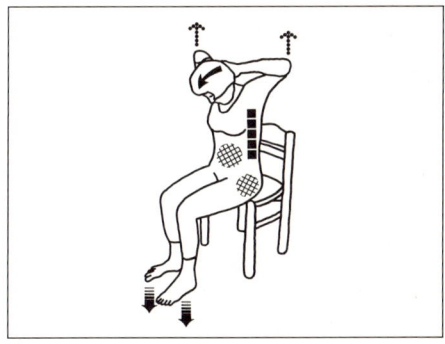

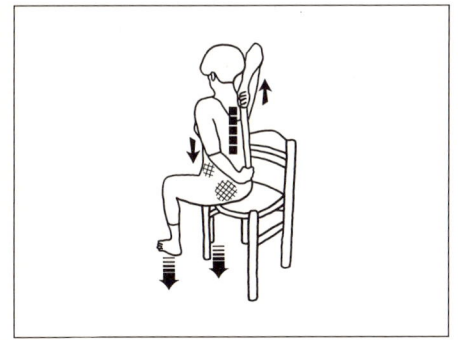

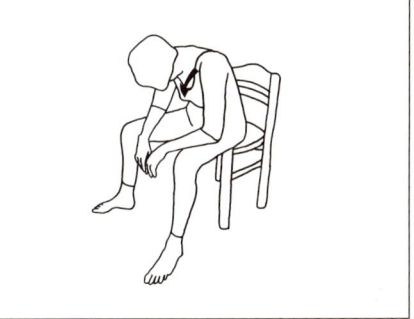

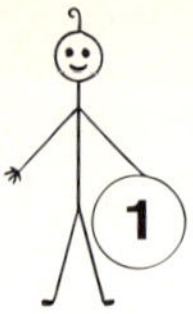

26. Übungstag

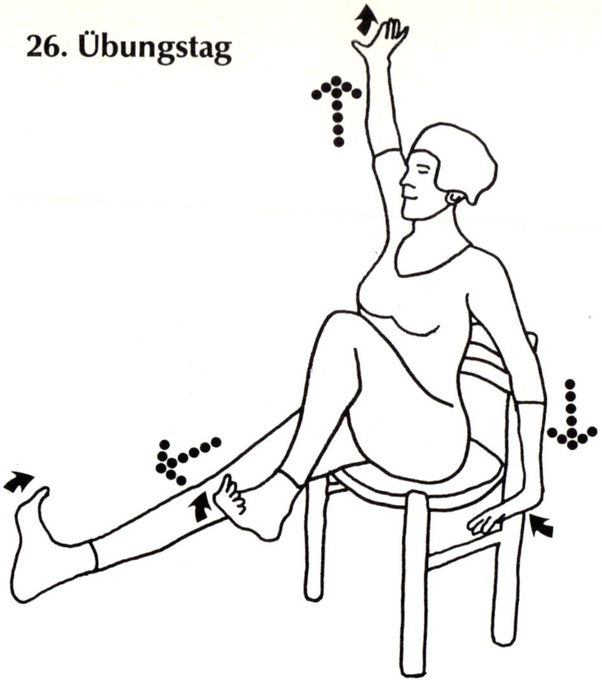

Ausgangsstellung:

Sitz auf dem Stuhl
Arme hängen neben dem Körper

Anzahl:

einige Male üben

Ausführung:

Arme und Beine entgegengesetzt bewegen:
linkes Bein beugen, Fußspitze hochziehen
rechten Arm nach oben strecken
Handfläche ist zur Decke gerichtet
rechtes Bein vorstrecken, Fußspitze hochziehen
linken Arm nach unten strecken
Handfläche ist zum Boden gerichtet
Arme und Beine wechseln, dabei rekeln, dehnen, stöhnen und gähnen

Aufpassen:

weiteratmen

 dehnen

 Bewegungsrichtung

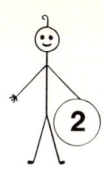

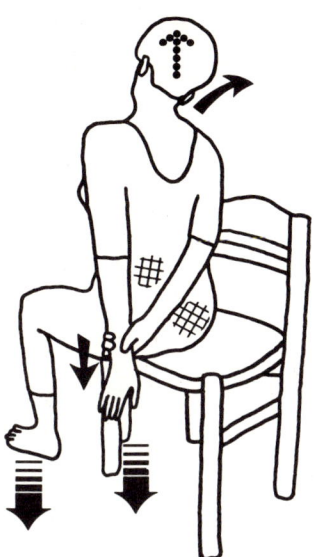

Ausgangsstellung:

Sitz auf dem Stuhl im vorderen
Drittel
Füße stehen hüftbreit parallel am
Boden
Arme hängen neben dem Körper

Anzahl:

2mal jede Seite üben

IIII➡	stemmen
✕✕✕✕✕✕	spannen
↘	Bewegungsrichtung
→	Bewegungsrichtung
┈┈➤	dehnen

Ausführung:

Dehnübung:

Füße in den Boden stemmen
Gesäßmuskeln spannen
Bauch einziehen, Rücken strecken
Kopf lang nach oben herausdehnen
Kinn etwas zur Brust ziehen
nun: rechte Hand faßt linken Unter-
arm hinter dem Rücken
Kopf nach rechts neigen
linken Arm vorsichtig nach unten
ziehen
einen Augenblick die Position halten
Kopf in Mittelstellung nehmen
Spannung lösen

Aufpassen:

Rücken geradehalten
Körper **nicht** zur Seite neigen
weiteratmen

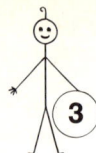

26. Übungstag

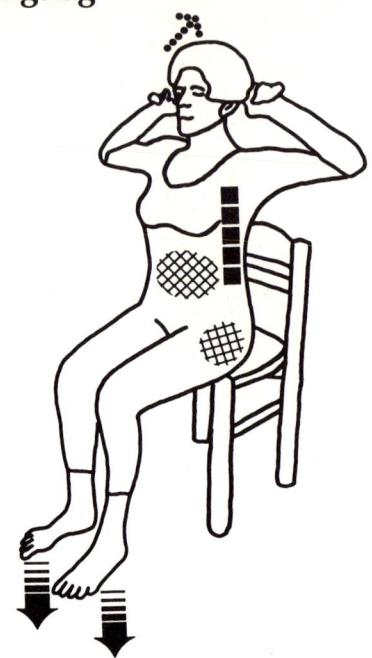

Ausgangsstellung:

Sitz auf dem Stuhl im vorderen Drittel
Füße stehen hüftbreit parallel am Boden
Arme hängen neben dem Körper

Anzahl:

3mal wiederholen

IIII➡ stemmen

xxxxxxx spannen

▪▪▪▪▪ strecken

••••➤ dehnen

Ausführung:

Füße in den Boden stemmen
Gesäßmuskeln spannen
Bauch einziehen
Rücken strecken
Handtuch oder Schal um den Hinterkopf legen
Handtuch an beiden Enden festhalten
nun: Hinterkopf gegen den Widerstand des Handtuches lang herausdehnen
einen Augenblick diese Position halten
Spannung lösen

Aufpassen:

Kopf in Mittelstellung halten
nach vorn schauen
weiteratmen

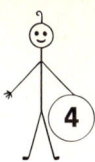

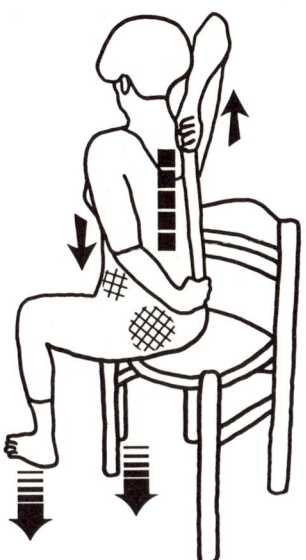

Ausgangsstellung:

Sitz auf dem Stuhl im vorderen
Drittel
Füße stehen hüftbreit parallel am
Boden
Arme hängen neben dem Körper

Anzahl:

einige Male das Handtuch hoch und
runter ziehen

Ausführung:

Füße in den Boden stemmen
Gesäßmuskeln spannen
Bauch einziehen
Rücken strecken
Kopf gerade halten
nun: Handtuch oder Schal hinter
dem Kopf und Rücken fassen
das Handtuch langsam nach oben
und unten ziehen
Arme senken
Spannung lösen

Aufpassen:

gerade sitzen bleiben
weiteratmen

‖▶	stemmen
✕✕✕✕✕	spannen
▪▪▪▪▪	strecken
➤	Bewegungsrichtung

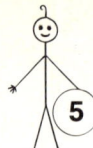

26. Übungstag

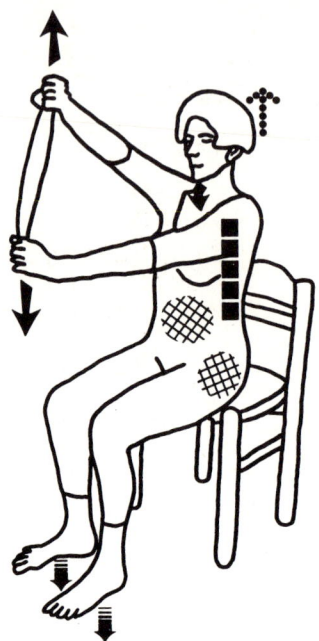

Ausgangsstellung:

Sitz auf dem Stuhl im vorderen
Drittel
Füße stehen hüftbreit parallel am
Boden
Arme hängen neben dem Körper

Anzahl:

einige Male die Arme bewegen

|||||▶   stemmen

✕✕✕✕✕   spannen

▪▪▪▪▪   strecken

↘   Bewegungsrichtung

➔   Bewegungsrichtung

⋯⋯⋗   dehnen

Ausführung:

Füße in den Boden stemmen
Gesäßmuskeln spannen
Bauch einziehen
Rücken strecken
Kopf lang nach oben herausdehnen
Kinn etwas zur Brust ziehen
nun: Handtuch oder Schal in Schul-
terbreite fassen
Arme strecken
rechte Hand nach oben halten
linke Hand nach unten halten
Arme im Wechsel auf und ab be-
wegen
Arme senken
Spannung lösen

Aufpassen:

das Handtuch bleibt gespannt
weiteratmen

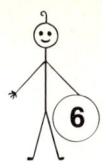

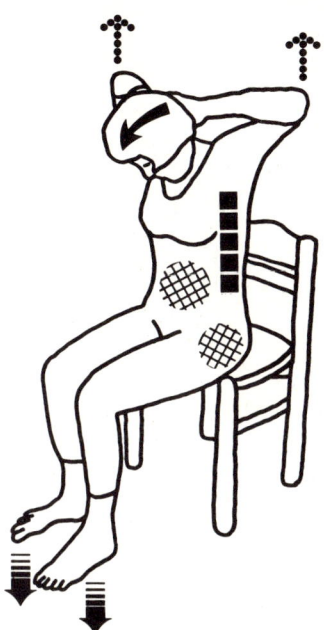

Ausgangsstellung:

Sitz auf dem Stuhl im vorderen
Drittel
Füße stehen hüftbreit parallel am
Boden
Arme hängen neben dem Körper

Anzahl:

3mal wiederholen

‖‖➤	stemmen
⬩⬩⬩⬩⬩	spannen
■■■■■	strecken
↘	Bewegungsrichtung
⋯⋯⋮⬩	dehnen

Ausführung:

Füße in den Boden stemmen
Gesäßmuskeln spannen
Bauch einziehen
Rücken strecken
nun: Hände falten und hinter den
Kopf legen
Kopf senken
beide Ellbogen nach oben heraus-
dehnen
einen Augenblick die Position halten
Kopf anheben, Arme senken
Spannung lösen

Aufpassen:

nicht die Hände auf den Kopf
drücken
nur den Kopf senken
Rücken geradehalten
weiteratmen

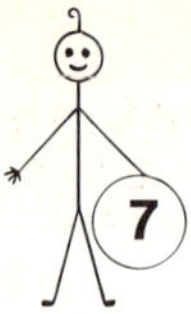

26. Übungstag

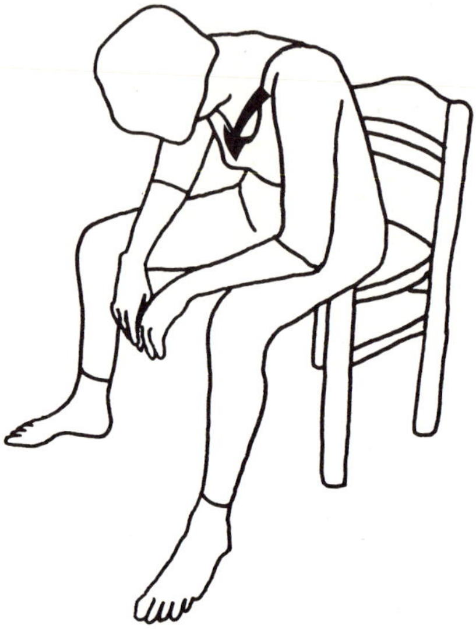

Ausgangsstellung:

Sitz auf dem Stuhl
Füße stehen etwas über Hüftbreite am Boden
Arme hängen neben dem Körper

Anzahl:

1mal üben

Ausführung:

Oberkörper nach vorn beugen
Unterarme auf die Oberschenkel legen
Hände baumeln lassen
Kopf senken, Augen schließen
nun: entspannen Sie für einen kurzen Augenblick
beobachten Sie Ihre Atmung (den eigenen Rhythmus Ihrer Atmung)
schicken Sie Ihre Gedanken in die Zauberwelt der Märchen, und vergessen Sie einen Augenblick die Außenwelt
langsam aufrichten
rekeln, gähnen und dehnen

Aufpassen:

nicht das Rekeln und Dehnen vergessen

➘ Bewegungsrichtung

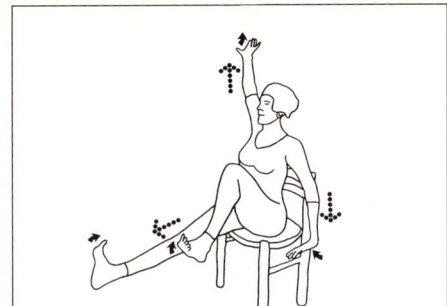

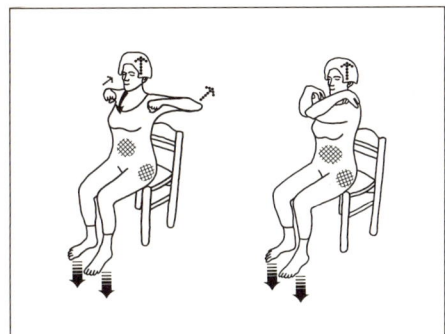

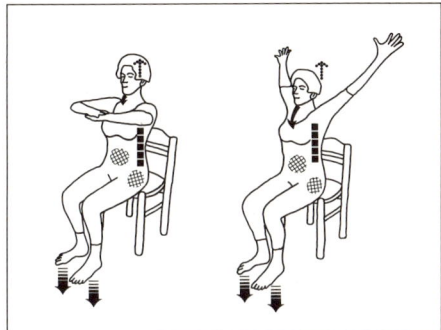

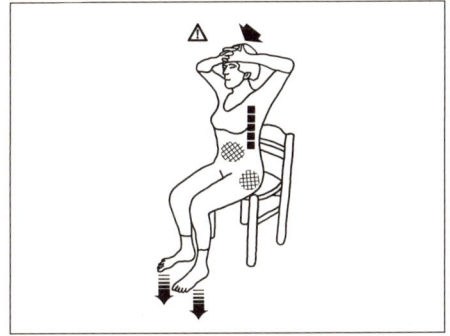

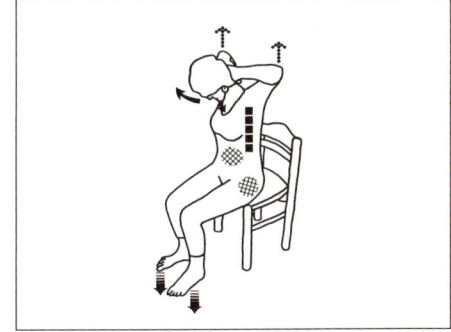

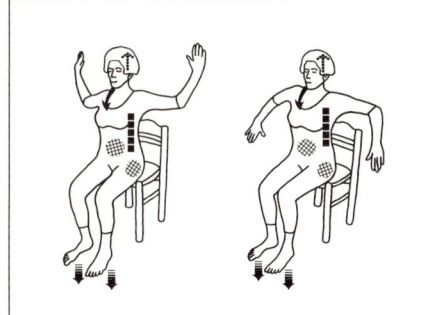

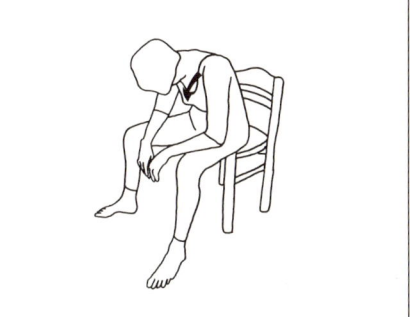

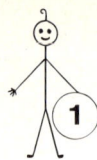

27. Übungstag

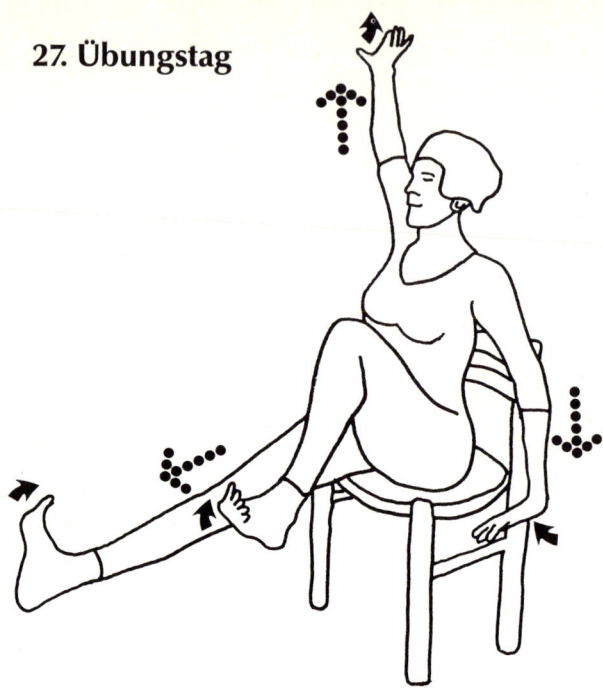

Ausgangsstellung:

Sitz auf dem Stuhl
Arme hängen neben dem Körper

Anzahl:

einige Male üben

Ausführung:

Arme und Beine entgegengesetzt
bewegen:
linkes Bein beugen, Fußspitze hochziehen
rechten Arm nach oben strecken
Handfläche ist zur Decke gerichtet
rechtes Bein vorstrecken, Fußspitze
hochziehen
linken Arm nach unten strecken
Handfläche ist zum Boden gerichtet
Arme und Beine wechseln, dabei
rekeln, dehnen, stöhnen und
gähnen

Aufpassen:

weiteratmen

•••▸   dehnen

➘   Bewegungsrichtung

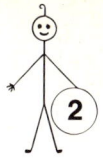

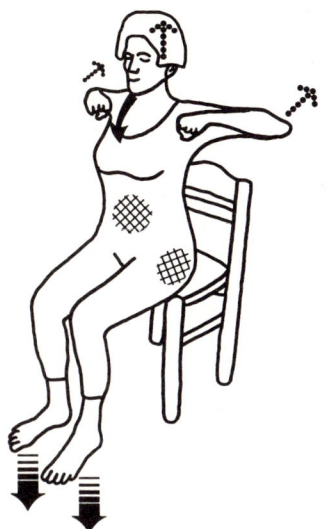 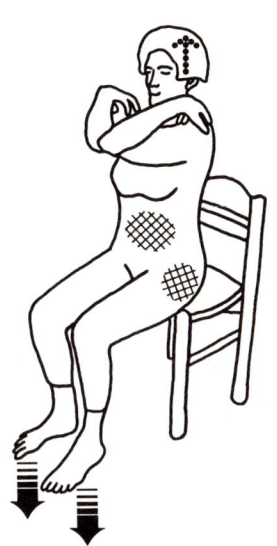

Ausgangsstellung:

Sitz auf dem Stuhl im vorderen Drittel
Füße stehen hüftbreit parallel am Boden
Arme hängen neben dem Körper

Anzahl:

3mal wiederholen

IIII➡ stemmen

✕✕✕✕ spannen

↘ Bewegungsrichtung

•••••➤ dehnen

Ausführung:

Dehnübung:
Füße in den Boden stemmen
Gesäßmuskeln spannen
Bauch einziehen
Kopf lang nach oben herausdehnen
Kinn etwas zur Brust ziehen
nun: Fäuste an die Schultern nehmen
Ellbogen in Schulterhöhe nach hinten dehnen
einen Augenblick die Position halten
Hände auf die Schultern legen
Ellbogen in Schulterhöhe zusammenführen
einen Augenblick die Position halten
Arme senken, Spannung lösen

Aufpassen:

gerade sitzen bleiben
weiteratmen

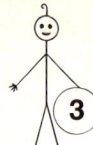

27. Übungstag

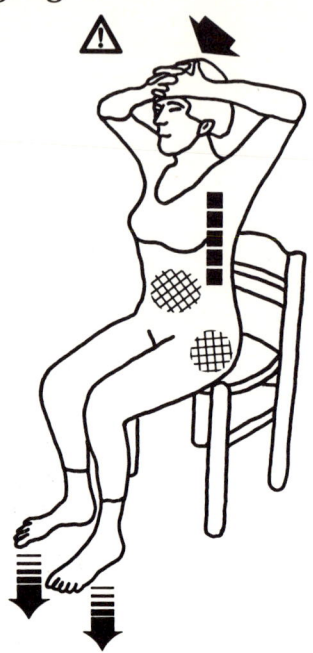

Ausgangsstellung:

Sitz auf dem Stuhl im vorderen Drittel
Füße stehen hüftbreit parallel am Boden
Arme hängen neben dem Körper

Anzahl:

3mal wiederholen

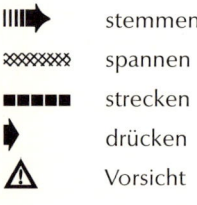

‖▶	stemmen
✕✕✕✕	spannen
▪▪▪▪	strecken
▶	drücken
⚠	Vorsicht

Ausführung:

Füße in den Boden stemmen
Gesäßmuskeln spannen
Bauch einziehen
Rücken strecken
Kopf gerade halten
nun: beide Hände falten
Hände an die Stirn legen
Kopf vorsichtig gegen die Hände drücken
Hände geben Widerstand
einen Augenblick diese Position halten
Spannung lösen

Aufpassen:

Kopf in Mittelstellung halten
nicht den Kopf vorbeugen
nach vorn schauen
weiteratmen

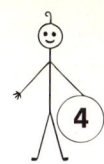

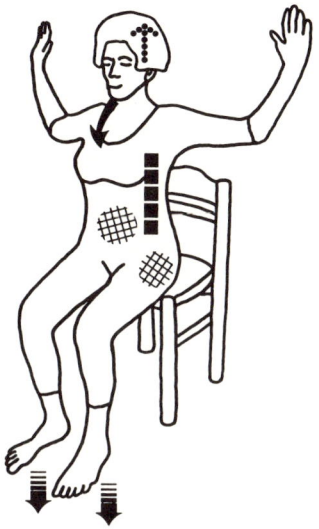
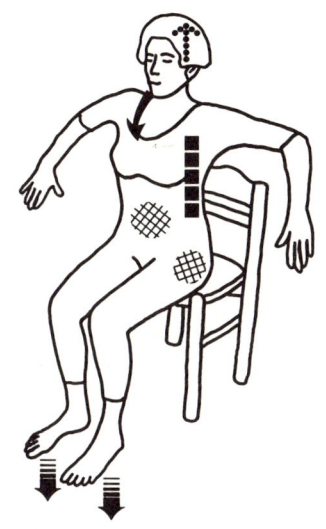

Ausgangsstellung:

Sitz auf dem Stuhl im vorderen
Drittel
Füße stehen hüftbreit parallel am
Boden
Arme hängen neben dem Körper

Anzahl:

einige Male wiederholen

IIII➡	stemmen
✕✕✕✕✕✕	spannen
▪▪▪▪▪	strecken
➘	Bewegungsrichtung
····➤	dehnen

Ausführung:

Füße in den Boden stemmen
Gesäßmuskeln spannen
Bauch einziehen, Rücken strecken
Kopf lang nach oben herausdehnen
Kinn etwas zur Brust ziehen
nun: Hände überkreuz auf die Schul-
tern legen
dann Arme zur Seite führen
Ellbogen beugen
Hände zeigen nach oben
Arme drehen, Hände zeigen nach unten
Arme drehen, Hände zeigen nach oben
Hände zurück auf die Schultern legen
im Wechsel üben
Arme senken, Spannung lösen

Aufpassen:

nicht die Schultern hochziehen
weiteratmen

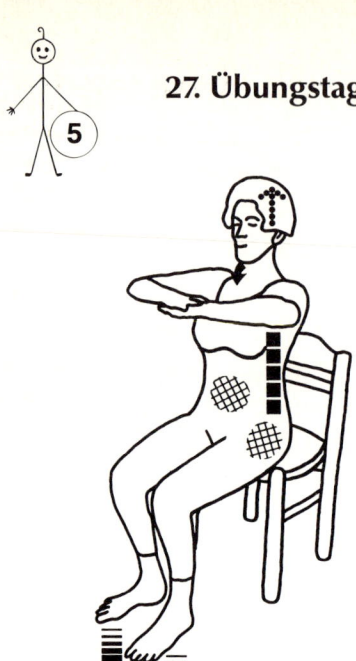

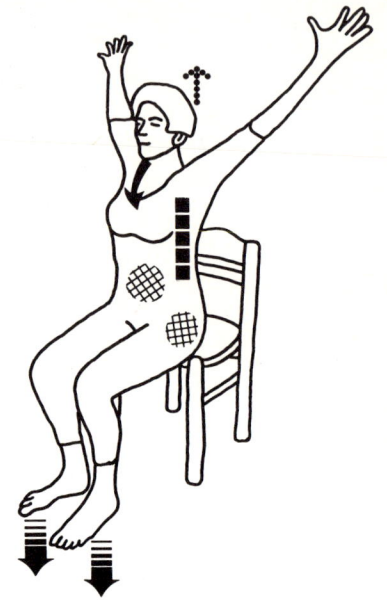

Ausgangsstellung:

Sitz auf dem Stuhl im vorderen
Drittel
Füße stehen hüftbreit parallel am
Boden
Arme hängen neben dem Körper

Anzahl:

einige Male wiederholen

‖➡	stemmen
⨉⨉⨉⨉	spannen
▬▬▬▬	strecken
↘	Bewegungsrichtung
┉➤	dehnen

Ausführung:

Füße in den Boden stemmen
Gesäßmuskeln spannen
Bauch einziehen, Rücken strecken
Kopf lang nach oben herausdehnen
Kinn etwas zur Brust ziehen
nun: rechte Hand auf linke Hand
legen
Arme in Brusthöhe anheben
Arme nach oben strecken
Finger spreizen
Arme nach oben hinten dehnen
Arme in Brusthöhe zurücknehmen
linke Hand auf rechte Hand legen
Arme wieder nach oben strecken
im Wechsel üben
Arme senken, Spannung lösen

Aufpassen:

gerade sitzen bleiben
weiteratmen

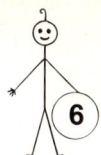

6

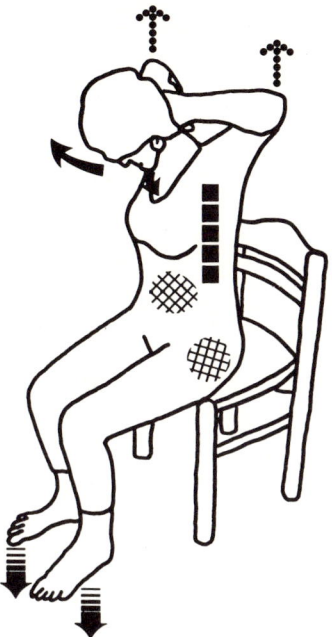

Ausgangsstellung:

Sitz auf dem Stuhl im vorderen
Drittel
Füße stehen hüftbreit parallel am
Boden
Arme hängen neben dem Körper

Anzahl:

2mal jede Seite üben

IIII➡	stemmen
✕✕✕✕✕	spannen
▪▪▪▪▪	strecken
➘	Bewegungsrichtung
┄┄➔	dehnen

Ausführung:

Füße in den Boden stemmen
Gesäßmuskeln spannen
Bauch einziehen, Rücken strecken
nun: Hände falten und hinter den
Kopf legen
Kopf etwas nach rechts drehen
Kopf in Richtung rechte Brust
senken
Ellbogen nach oben herausdehnen
einen Augenblick die Position halten
Kopf anheben, zurückdrehen
Arme senken, Spannung lösen

Aufpassen:

nicht die Hände auf den Kopf
drücken
Rücken geradehalten
weiteratmen

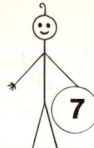

27. Übungstag

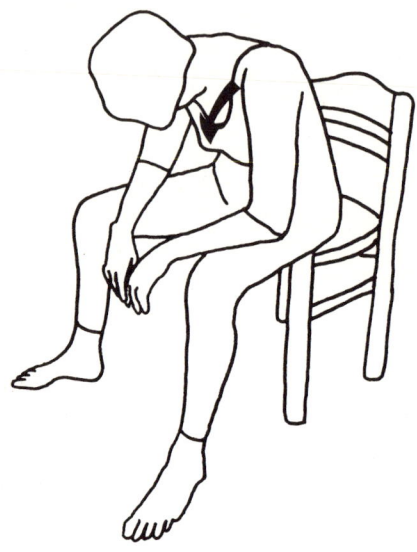

Ausgangsstellung:

Sitz auf dem Stuhl
Füße stehen etwas über Hüftbreite
am Boden
Arme hängen neben dem Körper

Anzahl:

1mal üben

Ausführung:

Oberkörper nach vorn beugen
Unterarme auf die Oberschenkel
legen
Hände baumeln lassen
Kopf senken, Augen schließen
nun: entspannen Sie für einen kurzen Augenblick
beobachten Sie Ihre Atmung (den
eigenen Rhythmus Ihrer Atmung)
schicken Sie Ihre Gedanken in die
Zauberwelt der Märchen, und vergessen Sie einen Augenblick die
Außenwelt
langsam aufrichten
rekeln, gähnen und dehnen

Aufpassen:

nicht das Rekeln und Dehnen vergessen

Bewegungsrichtung

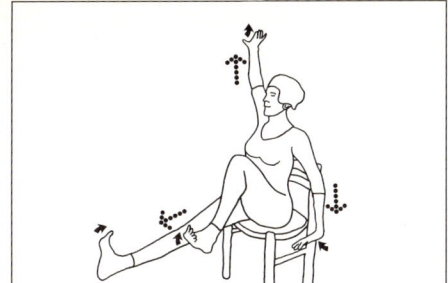

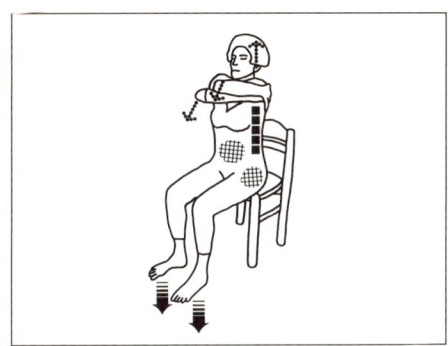

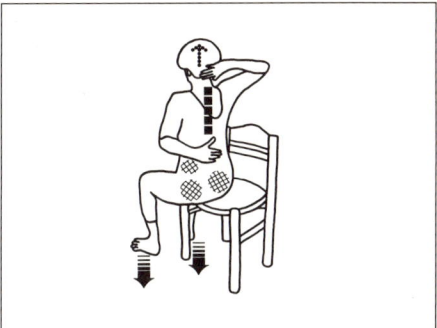

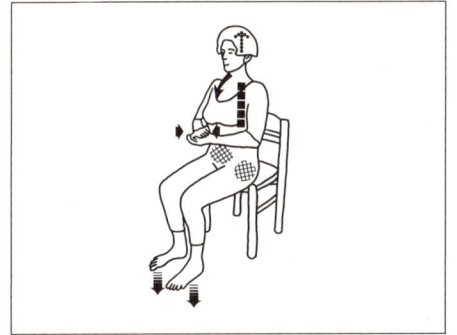

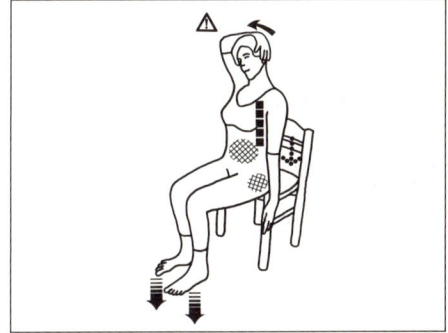

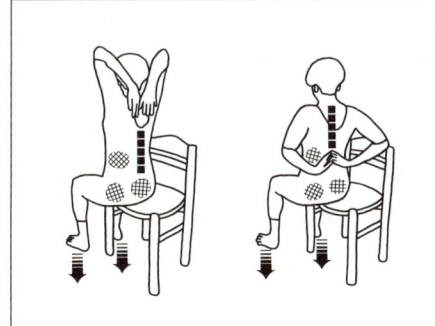

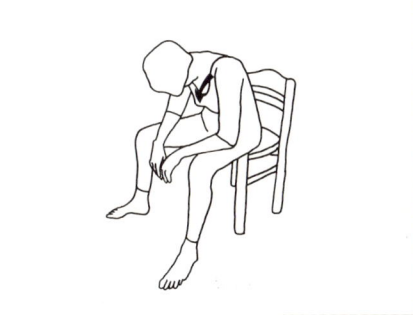

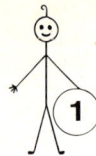

28. Übungstag

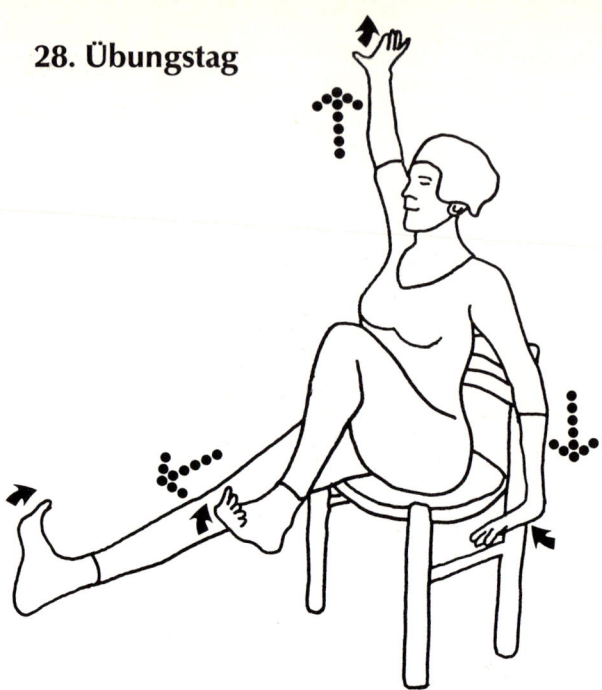

Ausgangsstellung:

Sitz auf dem Stuhl
Arme hängen neben dem Körper

Anzahl:

einige Male üben

Ausführung:

Arme und Beine entgegengesetzt
bewegen:
linkes Bein beugen, Fußspitze hochziehen
rechten Arm nach oben strecken
Handfläche ist zur Decke gerichtet
rechtes Bein vorstrecken, Fußspitze
hochziehen
linken Arm nach unten strecken
Handfläche ist zum Boden gerichtet
Arme und Beine wechseln, dabei
rekeln, dehnen, stöhnen und
gähnen

Aufpassen:

weiteratmen

┅➔   dehnen

➘   Bewegungsrichtung

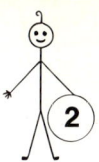
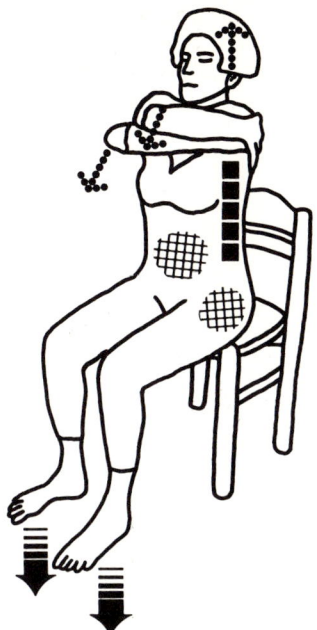

Ausgangsstellung:

Sitz auf dem Stuhl im vorderen
Drittel
Füße stehen hüftbreit parallel am
Boden
Arme hängen neben dem Körper

Anzahl:

3mal wiederholen

⫿⫿⫿➡	stemmen
⬡⬡⬡⬡⬡	spannen
▪▪▪▪▪	strecken
⋯⋯➤	dehnen

Ausführung:

Dehnübung:
Füße in den Boden stemmen
Gesäßmuskeln spannen
Bauch einziehen
Rücken strecken
Kopf lang nach oben herausdehnen
Kinn etwas zur Brust ziehen
nun: mit beiden Händen um die
Schultern fassen
beide Ellbogen nach vorn dehnen
einen Augenblick diese Position
halten
Arme senken
Spannung lösen

Aufpassen:

nicht nach vorn beugen
gerade sitzen bleiben
weiteratmen

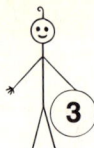

28. Übungstag

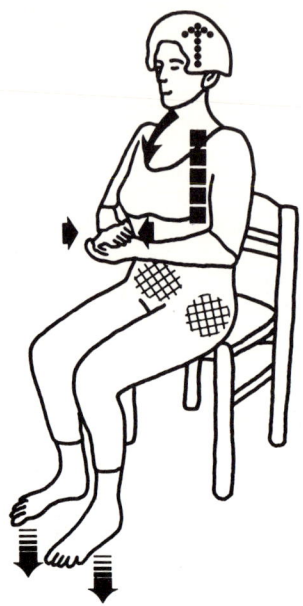

Ausgangsstellung:

Sitz auf dem Stuhl im vorderen Drittel
Füße stehen hüftbreit parallel am Boden
Arme hängen neben dem Körper

Anzahl:

3mal wiederholen

‖‖▶	stemmen
▨▨▨▨	spannen
▬▬▬▬	strecken
↘	Bewegungsrichtung
⋯▸	dehnen
▼	drücken

Ausführung:

Füße in den Boden stemmen
Gesäßmuskeln spannen
Bauch einziehen
Rücken strecken
Kopf lang nach oben herausdehnen
Kinn etwas zur Brust ziehen
nun: Hände in Bauchnabelhöhe zusammenlegen
Hände gegeneinanderdrücken
einen Augenblick diese Position halten
Arme senken
Spannung lösen

Aufpassen:

beim Drücken der Hände die Schulterblätter an die Wirbelsäule ziehen
weiteratmen

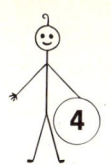
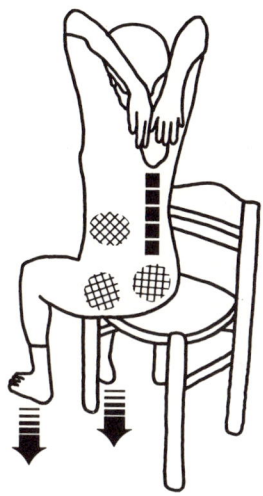

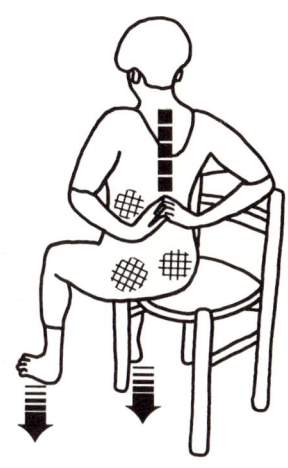

Ausgangsstellung:

Sitz auf dem Stuhl im vorderen Drittel
Füße stehen hüftbreit parallel am Boden
Arme hängen neben dem Körper

Anzahl:

einige Male wiederholen

IIII➡ stemmen

✕✕✕✕✕ spannen

■■■■■ strecken

Ausführung:

Füße in den Boden stemmen
Gesäßmuskeln spannen
Bauch einziehen
Rücken strecken
Kopf lang nach oben herausdehnen
Kinn etwas zur Brust ziehen
nun: beide Hände über die Schultern geben
Ellbogen zeigen nach oben
beide Hände hinter den Rücken nehmen
Finger berühren sich
im Wechsel üben
Arme senken
Spannung lösen

Aufpassen:

gerade sitzen bleiben
weiteratmen

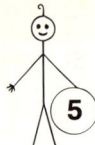

28. Übungstag

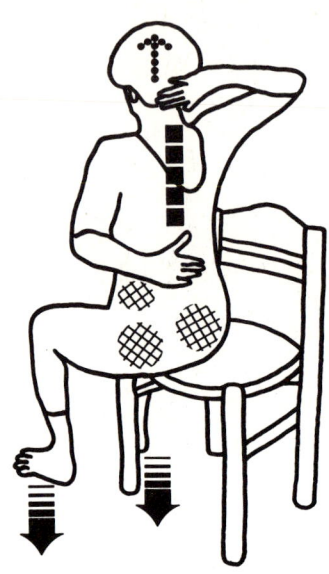

Ausgangsstellung:

Sitz auf dem Stuhl im vorderen
Drittel
Füße stehen hüftbreit parallel am
Boden
Arme hängen neben dem Körper

Anzahl:

einige Male wiederholen

IIII➡	stemmen
✕✕✕✕✕	spannen
■■■■■	strecken
⋯⋯➔	dehnen

Ausführung:

Füße in den Boden stemmen
Gesäßmuskeln spannen
Bauch einziehen, Rücken strecken
Kopf lang nach oben herausdehnen
Kinn etwas zur Brust ziehen
nun: rechte Hand hinter den Kopf
nehmen
linke Hand hinter den Rücken
nehmen
dann linke Hand hinter den Kopf
nehmen
rechte Hand hinter den Rücken
nehmen
beide Arme im Wechsel üben
Arme senken, Spannung lösen

Aufpassen:

gerade sitzen bleiben
weiteratmen

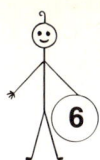

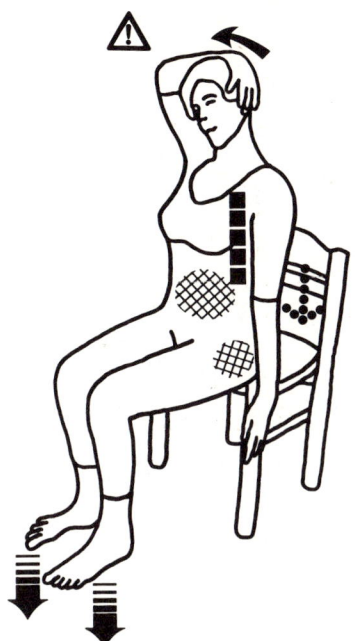

Ausgangsstellung:

Sitz auf dem Stuhl im vorderen Drittel
Füße stehen hüftbreit parallel am Boden
Arme hängen neben dem Körper

Anzahl:

2mal jede Seite üben

⫸	stemmen
⨯⨯⨯⨯⨯	spannen
▪▪▪▪▪	strecken
�	Bewegungsrichtung
⋯➔	dehnen
⚠	Vorsicht

Ausführung:

Füße in den Boden stemmen
Gesäßmuskeln spannen
Bauch einziehen
Rücken strecken
Kopf gerade halten
nun: rechte Hand über den Kopf auf das linke Ohr legen
Kopf vorsichtig nach rechts neigen
linken Arm langsam nach unten dehnen
einen Augenblick die Position halten
Kopf in Mittelstellung zurücknehmen
Arm senken
Spannung lösen

Aufpassen:

nur den Kopf neigen
gerade sitzen bleiben
weiteratmen

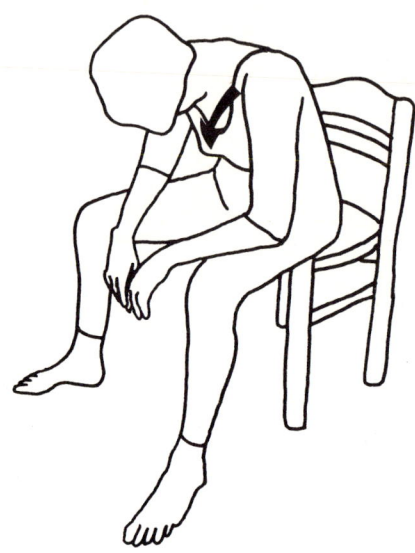

Ausgangsstellung:

Sitz auf dem Stuhl
Füße stehen etwas über Hüftbreite
am Boden
Arme hängen neben dem Körper

Anzahl:

1mal üben

Ausführung:

Oberkörper nach vorn beugen
Unterarme auf die Oberschenkel
legen
Hände baumeln lassen
Kopf senken, Augen schließen
nun: entspannen Sie für einen kurzen Augenblick
beobachten Sie Ihre Atmung (den
eigenen Rhythmus Ihrer Atmung)
schicken Sie Ihre Gedanken in die
Zauberwelt der Märchen, und vergessen Sie einen Augenblick die
Außenwelt
langsam aufrichten
rekeln, gähnen und dehnen

Aufpassen:

nicht das Rekeln und Dehnen vergessen

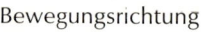 Bewegungsrichtung

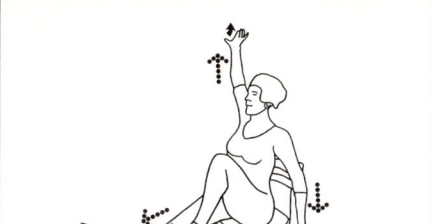

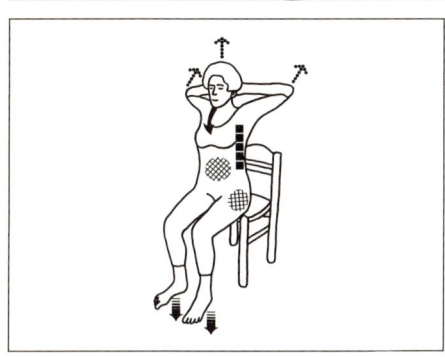

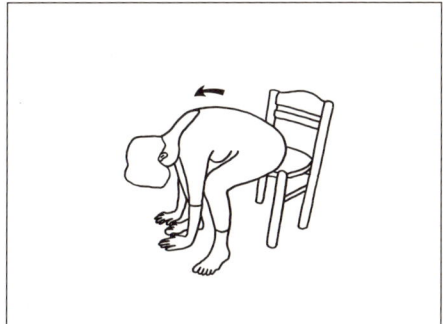

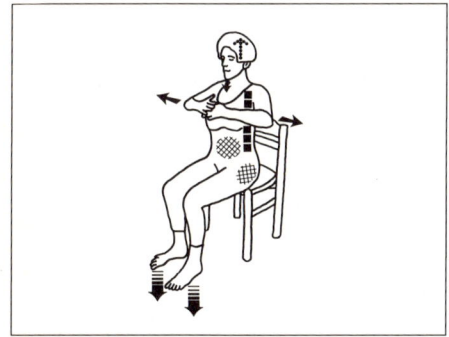

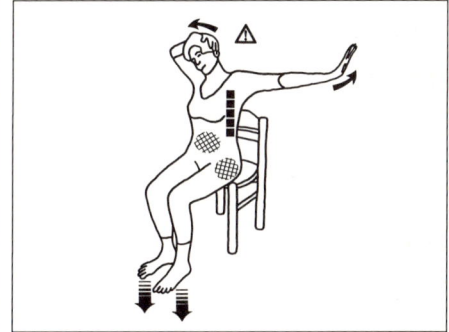

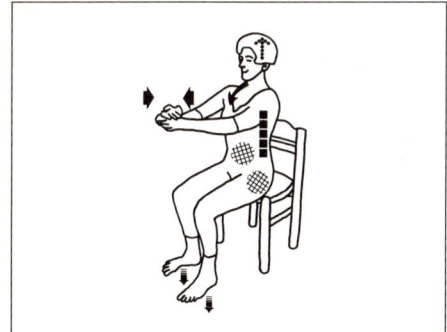

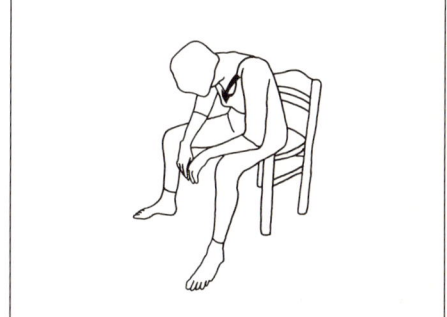

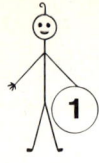

29. Übungstag

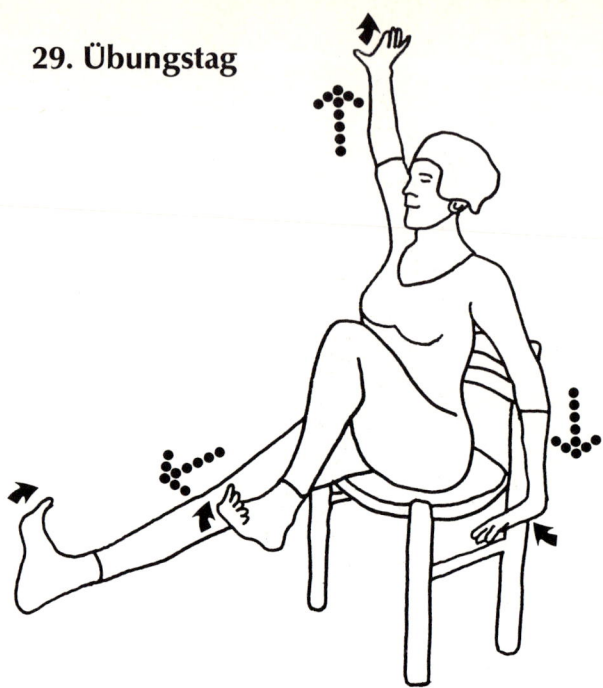

Ausgangsstellung:

Sitz auf dem Stuhl
Arme hängen neben dem Körper

Anzahl:

einige Male üben

Ausführung:

Arme und Beine entgegengesetzt
bewegen:
linkes Bein beugen, Fußspitze hochziehen
rechten Arm nach oben strecken
Handfläche ist zur Decke gerichtet
rechtes Bein vorstrecken, Fußspitze
hochziehen
linken Arm nach unten strecken
Handfläche ist zum Boden gerichtet
Arme und Beine wechseln, dabei
rekeln, dehnen, stöhnen und
gähnen

Aufpassen:

weiteratmen

  dehnen

  Bewegungsrichtung

226

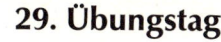

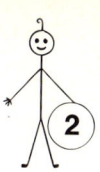

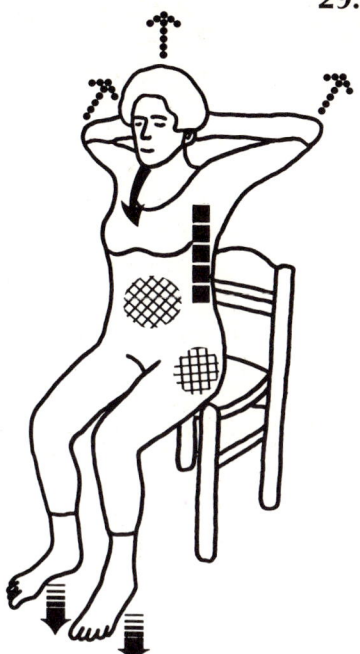

Ausgangsstellung:

Sitz auf dem Stuh im vorderen
Drittel
Füße stehen hüftbreit parallel am
Boden
Arme hängen neben dem Körper

Anzahl:

3mal wiederholen

IIII➡   stemmen

〰〰〰   spannen

■■■■■   strecken

↘   Bewegungsrichtung

┅┅┅⟩   dehnen

Ausführung:

Dehnübung:

Füße in den Boden stemmen
Gesäßmuskeln spannen
Bauch einziehen
Rücken strecken
Kopf lang nach oben herausdehnen
Kinn etwas zur Brust ziehen
nun: Hände falten und hinter den
Kopf nehmen
Ellbogen nach hinten dehnen
einen Augenblick die Position halten
Arme senken
Spannung lösen

Aufpassen:

nicht die Hände auf den Kopf
drücken
weiteratmen

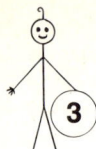

29. Übungstag

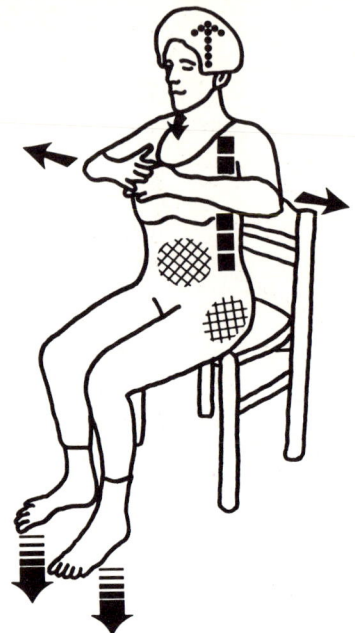

Ausgangsstellung:

Sitz auf dem Stuhl im vorderen Drittel
Füße stehen hüftbreit parallel am Boden
Arme hängen neben dem Körper

Anzahl:

3mal wiederholen

‖‖▶	stemmen
✕✕✕✕▶	spannen
▪▪▪▪▪	strecken
↘	Bewegungsrichtung
→	Bewegungsrichtung
⋯⋯▶	dehnen

Ausführung:

Füße in den Boden stemmen
Gesäßmuskeln spannen
Bauch einziehen
Rücken strecken
Kopf lang nach oben herausdehnen
Kinn etwas zur Brust ziehen
nun: Hände falten, Arme in Brust-höhe anheben
beide Arme auseinanderziehen
einen Augenblick diese Position halten
Arme senken
Spannung lösen

Aufpassen:

nicht die Schultern hochziehen
Schulterblätter an die Wirbelsäule ziehen
weiteratmen

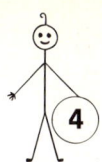

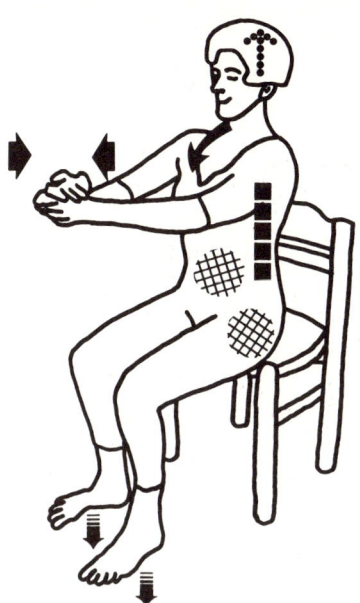

Ausgangsstellung:

Sitz auf dem Stuhl im vorderen Drittel
Füße stehen hüftbreit parallel am Boden
Arme hängen neben dem Körper

Anzahl:

3mal wiederholen

⫸	stemmen
∞∞∞∞	spannen
▰▰▰▰	strecken
➘	Bewegungsrichtung
⇢	dehnen
⬇	drücken

Ausführung:

Füße in den Boden stemmen
Gesäßmuskeln spannen
Bauch einziehen
Rücken strecken
Kopf lang nach oben herausdehnen
Kinn etwas zur Brust ziehen
nun: Hände gegeneinanderlegen
Arme nach vorn strecken
Ellbogen leicht gebeugt lassen
Hände gegeneinanderdrücken
einen Augenblick diese Position halten
Arme senken
Spannung lösen

Aufpassen:

gerade sitzen bleiben
weiteratmen

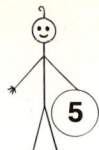

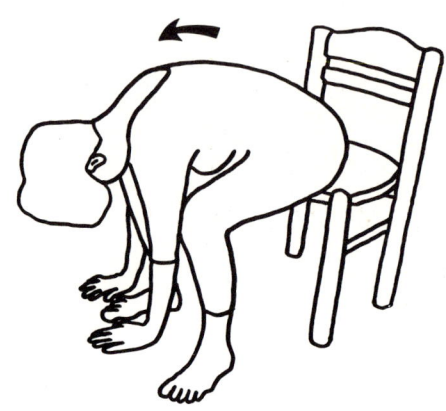

Ausgangsstellung:

Sitz auf dem Stuhl im vorderen
Drittel
Füße stehen hüftbreit parallel am
Boden
Arme hängen neben dem Körper

Anzahl:

2mal jede Seite üben

Ausführung:

geradesitzen
nun: beide Arme gestreckt über den
Kopf anheben
den Körper langsam nach vorn
beugen
rechten Fuß zwischen die Hände
nehmen
langsam wieder aufrichten
ebenso zum linken Fuß hinunter-
beugen

Aufpassen:

langsam beugen
weiteratmen

  Bewegungsrichtung

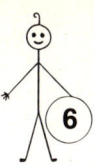

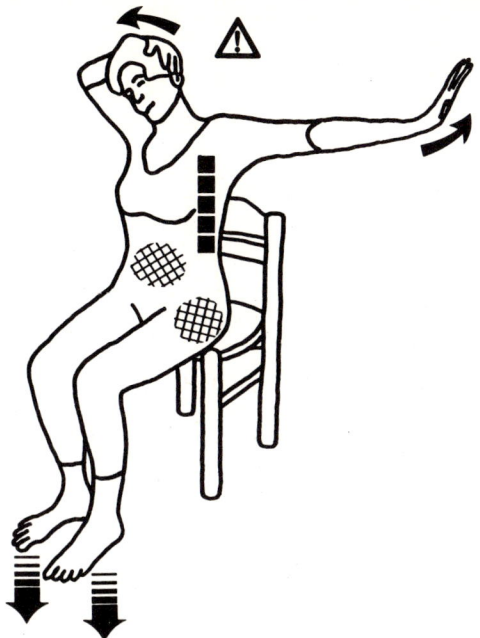

Ausgangsstellung:

Sitz auf dem Stuhl im vorderen
Drittel
Füße stehen hüftbreit parallel am
Boden
Arme hängen neben dem Körper

Anzahl:

2mal jede Seite üben

IIII➡	stemmen
✕✕✕✕✕✕	spannen
▪▪▪▪▪	strecken
↘	Bewegungsrichtung
⚠	Vorsicht

Ausführung:

Füße in den Boden stemmen
Gesäßmuskeln spannen
Bauch einziehen, Rücken strecken
Kopf gerade halten
nun: rechte Hand über den Kopf auf
das linke Ohr legen
linken Arm in Schulterhöhe zur Seite
strecken
Hand in Richtung Unterarm ziehen
Kopf vorsichtig nach rechts neigen
einen Augenblick die Position halten
Kopf in Mittelstellung zurücknehmen
Arme senken, Spannung lösen

Aufpassen:

nur leicht mit der Hand den Kopf
zur Seite neigen
gerade sitzen bleiben
weiteratmen

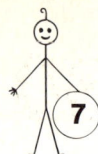

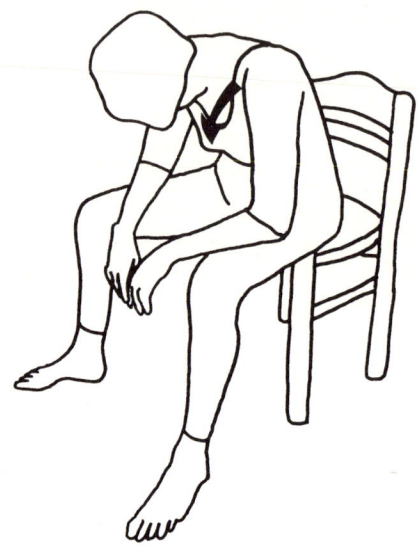

Ausgangsstellung:

Sitz auf dem Stuhl
Füße stehen etwas über Hüftbreite
am Boden
Arme hängen neben dem Körper

Anzahl:

1mal üben

Ausführung:

Oberkörper nach vorn beugen
Unterarme auf die Oberschenkel
legen
Hände baumeln lassen
Kopf senken, Augen schließen
nun: entspannen Sie für einen kurzen Augenblick
beobachten Sie Ihre Atmung (den
eigenen Rhythmus Ihrer Atmung)
schicken Sie Ihre Gedanken in die
Zauberwelt der Märchen, und vergessen Sie einen Augenblick die
Außenwelt
langsam aufrichten
rekeln, gähnen und dehnen

Aufpassen:

nicht das Rekeln und Dehnen vergessen

 Bewegungsrichtung

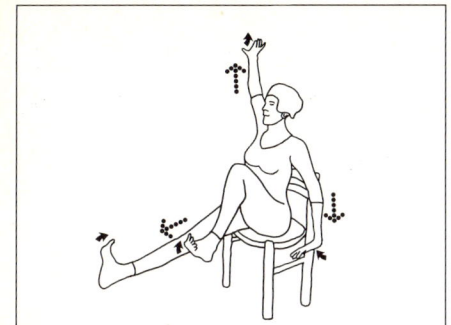

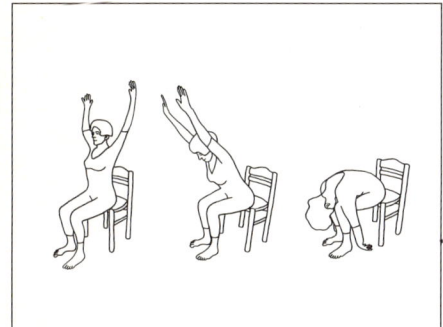

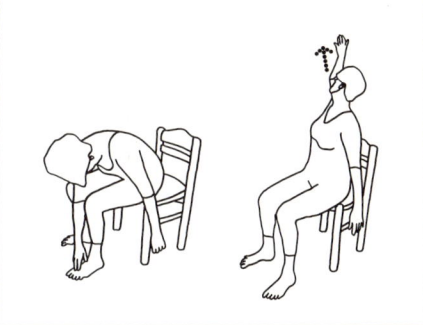

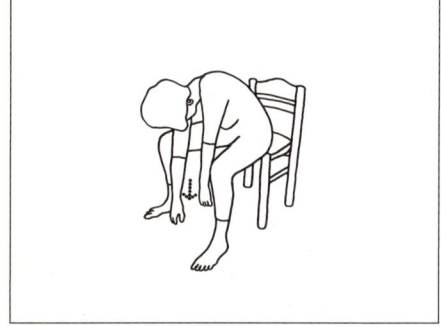

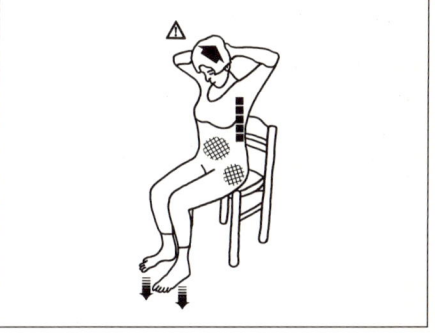

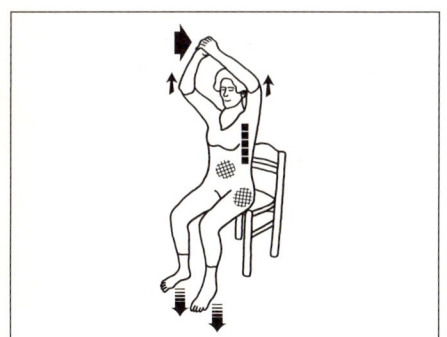

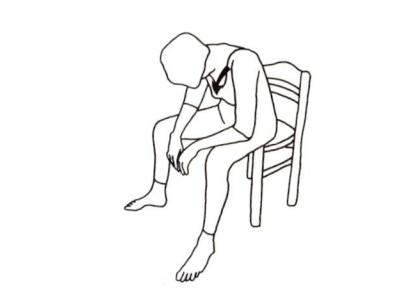

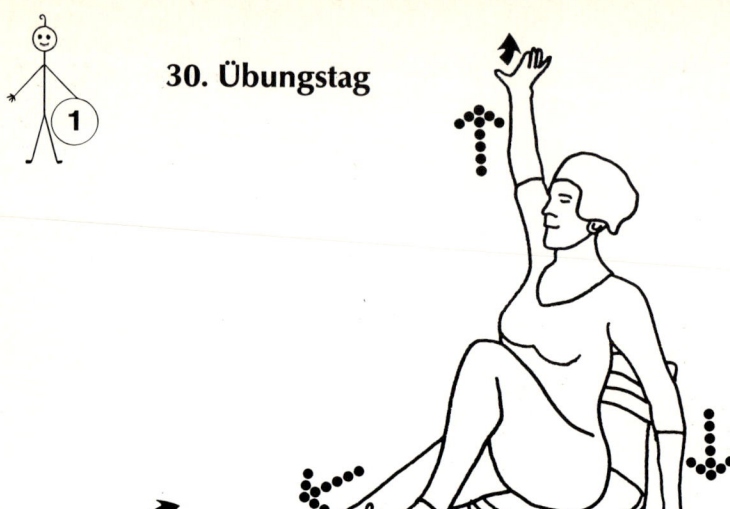

30. Übungstag

Ausgangsstellung:

Sitz auf dem Stuhl
Arme hängen neben dem Körper

Anzahl:

einige Male üben

Ausführung:

Arme und Beine entgegengesetzt
bewegen:
linkes Bein beugen, Fußspitze hochziehen
rechten Arm nach oben strecken
Handfläche ist zur Decke gerichtet
rechtes Bein vorstrecken, Fußspitze
hochziehen
linken Arm nach unten strecken
Handfläche ist zum Boden gerichtet
Arme und Beine wechseln, dabei
rekeln, dehnen, stöhnen und
gähnen

Aufpassen:

weiteratmen

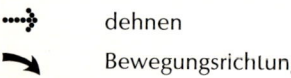 dehnen

↘ Bewegungsrichtung

234

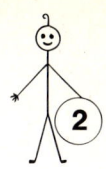
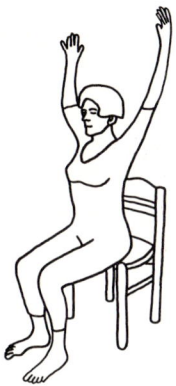 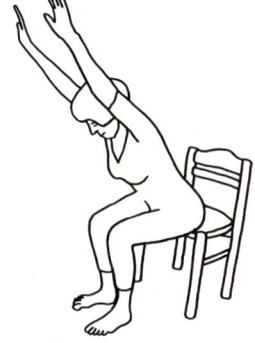 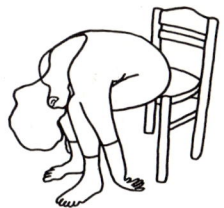

Ausgangsstellung:

Sitz auf dem Stuhl im vorderen
Drittel
Füße stehen hüftbreit parallel am
Boden
Arme hängen neben dem Körper

Anzahl:

3mal wiederholen

Ausführung:

Dehnübung:
geradesitzen
Arme über den Kopf anheben
Arme lang herausdehnen
nun: Oberkörper nach vorn beugen
Arme bleiben gestreckt
Kopf bleibt zwischen den Armen
Oberkörper auf die Oberschenkel
legen
Arme nach unten auspendeln lassen
langsam wieder aufrichten

Aufpassen:

Rücken beim Vorbeugen geradehalten
weiteratmen

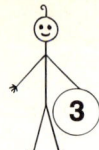

30. Übungstag

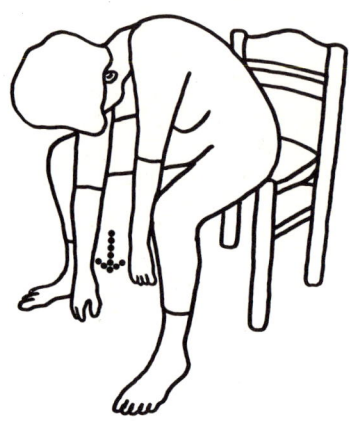

Ausgangsstellung:

Sitz auf dem Stuhl im vorderen
Drittel
Füße stehen etwas über Hüftbreite
parallel am Boden
Arme hängen neben dem Körper

Anzahl:

einige Male wiederholen

Ausführung:

geradesitzen
nun: Oberkörper nach vorn neigen
Arme zwischen die Beine nehmen
rechten Arm im Wechsel mit linkem
Arm nach unten dehnen
Schultergürtel mitdehnen
Oberkörper wieder aufrichten

Aufpassen:

langsam dehnen
weiteratmen

       dehnen

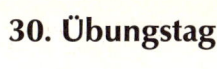
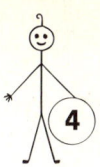

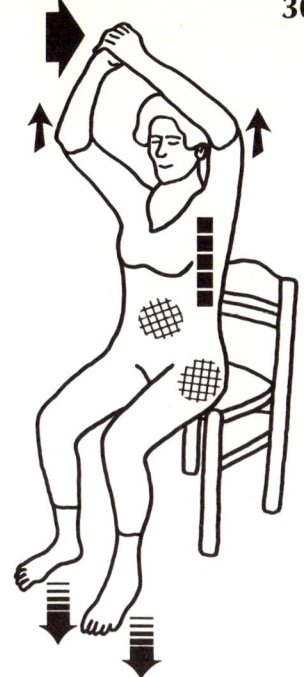

Ausgangsstellung:

Sitz auf dem Stuhl im vorderen Drittel
Füße stehen hüftbreit parallel am Boden
Arme hängen neben dem Körper

Anzahl:

3mal wiederholen

▐▐▐▶	stemmen
✕✕✕✕✕	spannen
■■■■■	strecken
➤	Bewegungsrichtung
⬦	drücken

Ausführung:

Füße in den Boden stemmen
Gesäßmuskeln spannen
Bauch einziehen
Rücken strecken
Kopf lang nach oben herausdehnen
Kinn etwas zur Brust ziehen
nun: rechte Faust in die linke Hand legen
rechte Faust gegen die linke Hand drücken
unter Druck beide Arme über den Kopf anheben
Hände lösen
Arme über die Seite senken
Spannung lösen
im Wechsel üben

Aufpassen:

weiteratmen

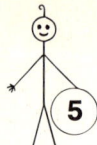

30. Übungstag

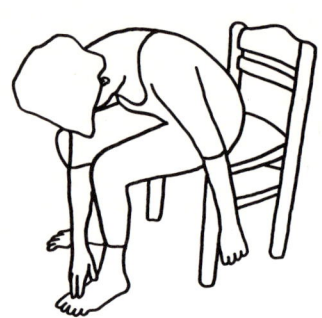

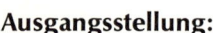

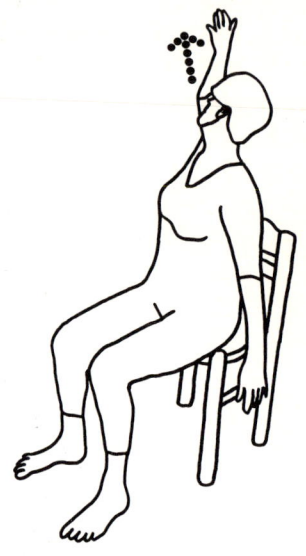

Ausgangsstellung:

Sitz auf dem Stuhl im vorderen
Drittel
Füße stehen etwas über Hüftbreite
am Boden
Arme hängen neben dem Körper

Anzahl:

2mal jede Seite üben

Ausführung:

geradesitzen
nun: Oberkörper nach vorn neigen
rechte Hand berührt den linken Fuß
Oberkörper aufrichten
rechten Arm nach oben hinten
dehnen
der Hand oben nachschauen
ebenso mit dem linken Arm üben

Aufpassen:

weiteratmen

••••⟩   dehnen

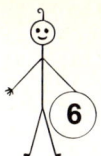

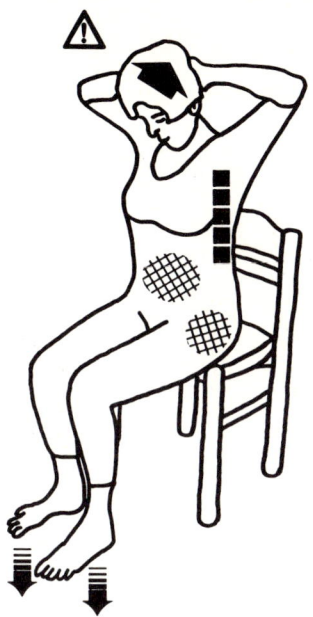

Ausgangsstellung:

Sitz auf dem Stuhl im vorderen Drittel
Füße stehen hüftbreit parallel am Boden
Arme hängen neben dem Körper

Anzahl:

3mal wiederholen

IIII➡ stemmen

⬇⬇⬇⬇ spannen

▬▬▬▬▬ strecken

▸ drücken

⚠ Vorsicht

Ausführung:

Füße in den Boden stemmen
Gesäßmuskeln spannen
Bauch einziehen
Rücken strecken
Kopf geradehalten
nun: Kopf langsam nach vorn sinken lassen
beide Hände gefaltet hinter den Kopf nehmen
Kopf vorsichtig gegen die Hände drücken und aufrichten
Hände geben dem Kopf Widerstand
Arme senken
Spannung lösen

Aufpassen:

der Kopf drückt,
nicht die Hände
weiteratmen

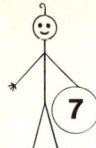

30. Übungstag

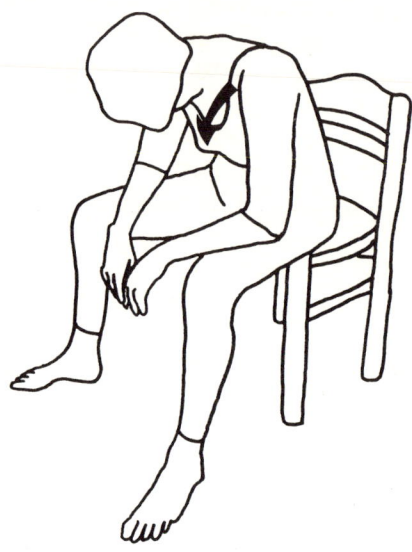

Ausgangsstellung:

Sitz auf dem Stuhl
Füße stehen etwas über Hüftbreite
am Boden
Arme hängen neben dem Körper

Anzahl:

1mal üben

↘ Bewegungsrichtung

Ausführung:

Oberkörper nach vorn beugen
Unterarme auf die Oberschenkel
legen
Hände baumeln lassen
Kopf senken, Augen schließen
nun: entspannen Sie für einen kurzen Augenblick
beobachten Sie Ihre Atmung (den
eigenen Rhythmus Ihrer Atmung)
schicken Sie Ihre Gedanken in die
Zauberwelt der Märchen, und vergessen Sie einen Augenblick die
Außenwelt
langsam aufrichten
rekeln, gähnen und dehnen

Aufpassen:

nicht das Rekeln und Dehnen vergessen

Teil II

Eigene Massage zur besseren Durchblutung
verspannter Muskulatur

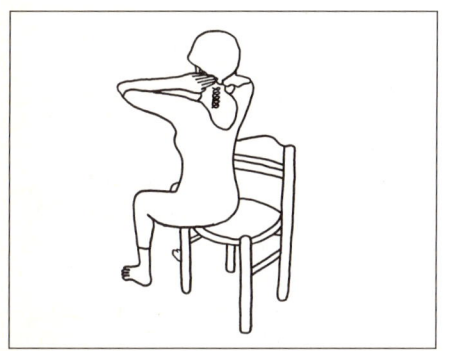

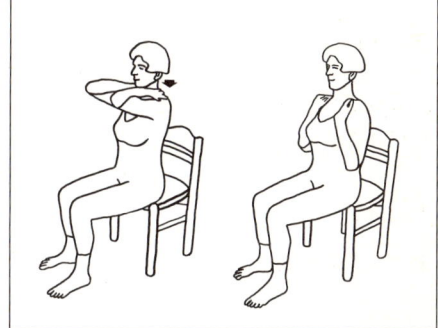

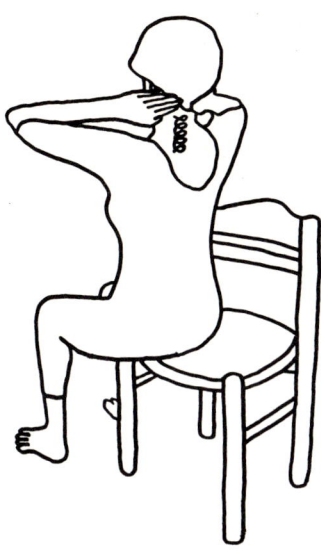

Ausgangsstellung:

Sitz auf dem Stuhl
Füße stehen hüftbreit parallel am
Boden
Arme hängen neben dem Körper

Anzahl:

die Halsmuskulatur einige Male
massieren

Ausführung:

geradesitzen
Kopf leicht nach hinten neigen
den 4., 3. und 2. Finger beider
Hände jeweils rechts und links
neben der Halswirbelsäule an den
Hinterkopf legen
nun: die Halsmuskulatur in kleinen
spiralförmigen Kreisen bis zur Schulter massieren
nun: die Finger mit leichtem Druck
auf der Halsmuskulatur zum Hinterkopf hinaufschieben
dann: wieder mit der spiralförmigen
Massage beginnen

Aufpassen:

Finger flach halten
nach der Massage ein Tuch umbin-
den, um die Muskulatur für ein paar
Minuten warm zu halten

243

Eigene Massage 2

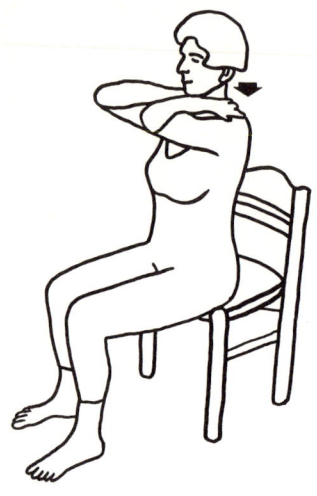 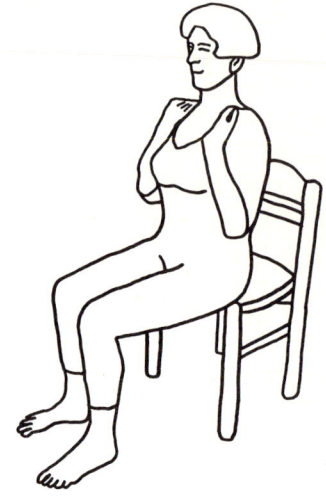

Ausgangsstellung:

Sitz auf dem Stuhl
Füße stehen hüftbreit parallel am
Boden
Arme hängen neben dem Körper

Anzahl:

beide Schultern einige Male massieren und klopfen

Ausführung:

geradesitzen
beide Hände über die Schultern
legen
nun: beide Hände mit Druck und
Zug über die Schultern bis nach
vorn zu den Schlüsselbeinen ziehen
und wieder zurück bis zu den Schul-
terblättern schieben
einige Male wiederholen
dann: die rechte Hand locker zur
Faust schließen
mit der Faust leicht über den linken
Nacken und die linke Schulter klopfen

Aufpassen:

leicht klopfen mit **lockerer** Faust, es
darf kein Schmerz entstehen
nach der Massage ein Tuch umbin-
den, um die Muskulatur für ein paar
Minuten warm zu halten

▶ drücken

Teil III

Kurzprogramm im Sitzen
Wie kann ich mir langes Sitzen erleichtern?

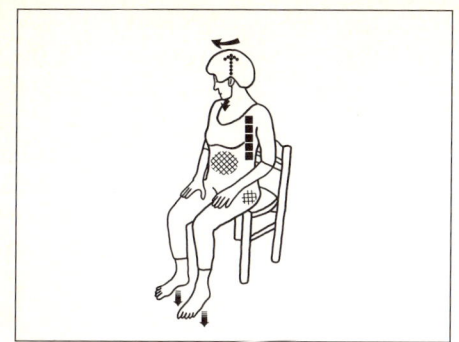

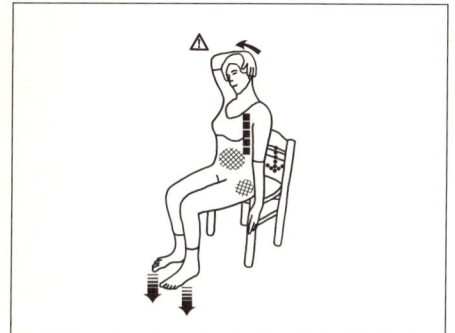

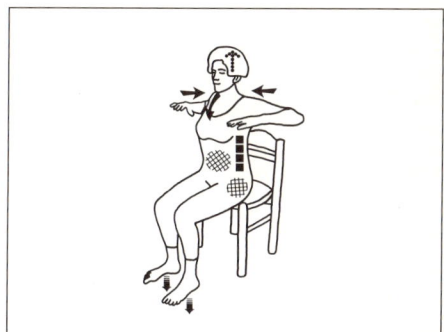

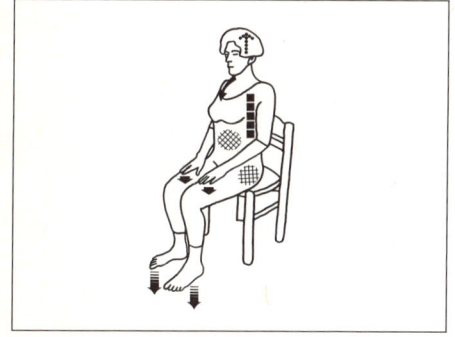

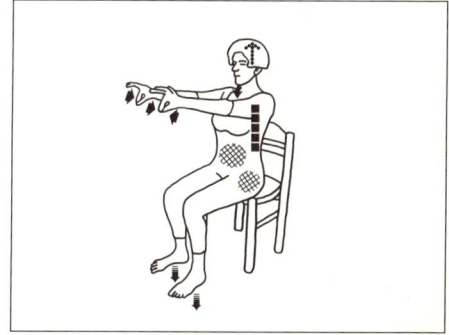

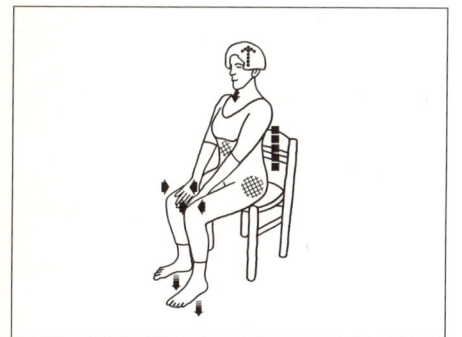

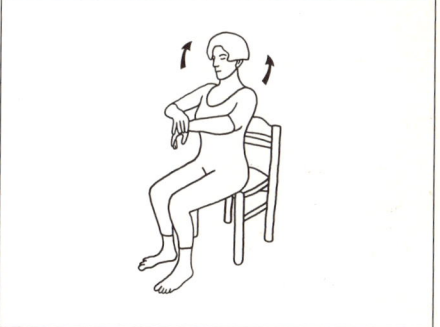

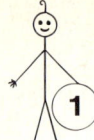

Vormittag

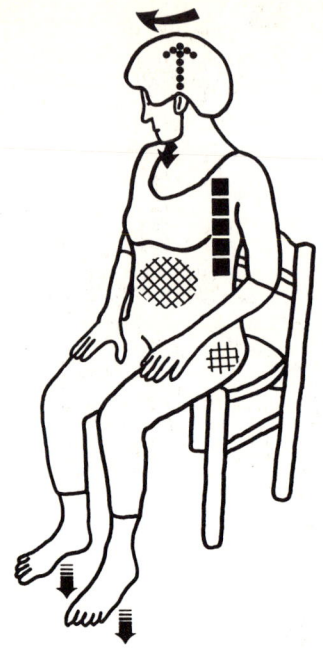

Ausgangsstellung:

Sitz auf dem Stuhl im vorderen
Drittel
Füße stehen hüftbreit parallel am
Boden
Hände liegen auf den Ober-
schenkeln

Anzahl:

2mal zu jeder Seite üben

IIIII➡	stemmen
✕✕✕✕✕	spannen
▪▪▪▪▪	strecken
➥	Bewegungsrichtung
⋯⋯➤	dehnen

Ausführung:

Füße in den Boden stemmen
Gesäßmuskeln spannen
Bauch einziehen
Schultern etwas zurücknehmen
Rücken strecken
Kopf lang nach oben herausdehnen
Kinn etwas zur Brust ziehen
nun: den Kopf langsam nach rechts
drehen
das Kinn einige Male zur Schulter
senken
Kopf zurückdrehen
Spannung lösen

Aufpassen:

gerade sitzen bleiben
weiteratmen

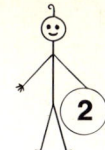

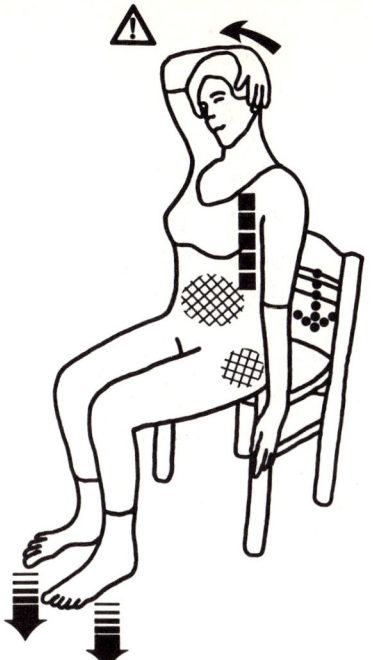

Ausgangsstellung:

Sitz auf dem Stuhl im vorderen
Drittel
Füße stehen hüftbreit parallel am
Boden
Arme hängen neben dem Körper

Anzahl:

2mal jede Seite üben

IIII➡	stemmen
✕✕✕✕✕✕	spannen
■■■■■	strecken
➘	Bewegungsrichtung
┄┄⟩	dehnen
⚠	Vorsicht

Ausführung:

Füße in den Boden stemmen
Gesäßmuskeln spannen
Bauch einziehen, Rücken strecken
Kopf gerade halten
nun: rechte Hand über den Kopf
auf das linke Ohr legen
Kopf etwas nach rechts drehen und
vorsichtig nach rechts neigen
linken Arm langsam nach unten
dehnen
einen Augenblick die Position halten
Kopf in Mittelstellung zurücknehmen
Arm senken
Spannung lösen

Aufpassen:

gerade sitzen bleiben
nur den Kopf drehen und neigen
weiteratmen

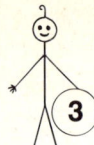

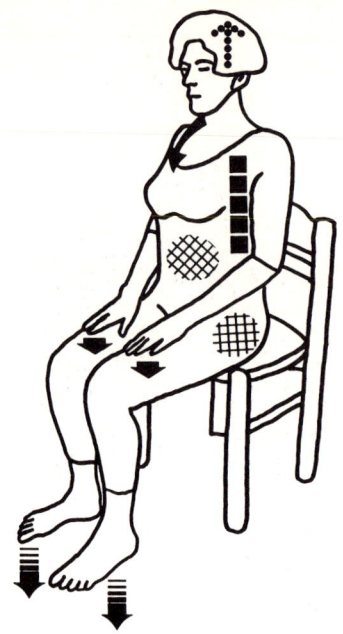

Ausgangsstellung:

Sitz auf dem Stuhl im vorderen
Drittel
Füße stehen hüftbreit parallel am
Boden
Arme hängen neben dem Körper

Anzahl:

3mal wiederholen

⫼➡	stemmen
⨯⨯⨯⨯⨯	spannen
▪▪▪▪▪	strecken
↘	Bewegungsrichtung
⋯⋯➔	dehnen
➤	drücken

Ausführung:

Füße in den Boden stemmen
Gesäßmuskeln spannen
Bauch einziehen
Rücken strecken
Schultern etwas zurücknehmen
Kopf lang nach oben herausdehnen
Kinn etwas zur Brust ziehen
nun: Hände auf die Oberschenkel
legen
Hände fest auf die Oberschenkel
drücken
einen Augenblick diese Position
halten
Spannung lösen

Aufpassen:

gerade sitzen bleiben
weiteratmen

250

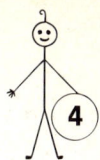

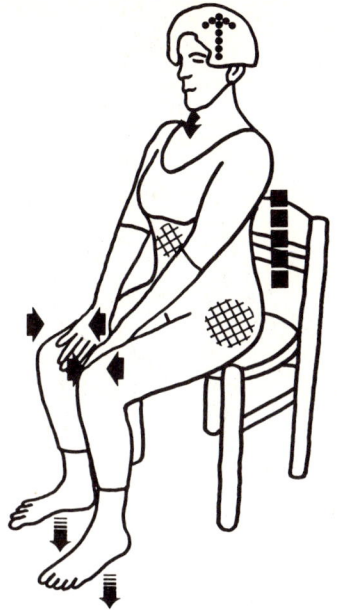

Ausgangsstellung:

Sitz auf dem Stuhl im vorderen
Drittel
Füße stehen hüftbreit parallel am
Boden
Arme hängen neben dem Körper

Anzahl:

3mal wiederholen

⫸	stemmen
⋙	spannen
▪▪▪▪▪	strecken
�	Bewegungsrichtung
⋯⬧	dehnen
▸	drücken

Ausführung:

Füße in den Boden stemmen
Gesäßmuskeln spannen
Bauch einziehen
Rücken strecken
Schultern etwas zurücknehmen
Kopf lang nach oben herausdehnen
Kinn etwas zur Brust ziehen
nun: Hände innen an die Knie legen
Hände fest gegen die Knie drücken
Beine geben Widerstand
einen Augenblick diese Position
halten
Spannung lösen

Aufpassen:

gerade sitzen bleiben
weiteratmen

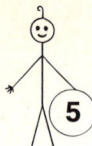

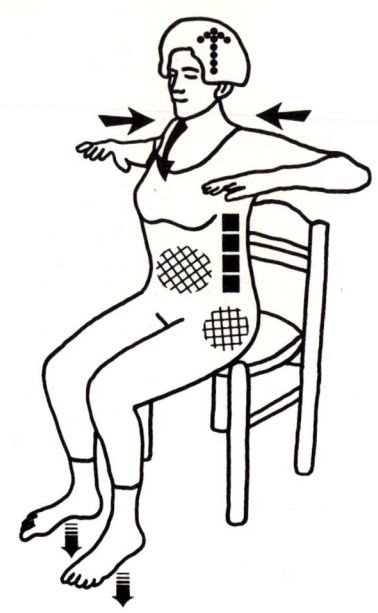

Ausgangsstellung:

Sitz auf dem Stuhl im vorderen Drittel
Füße stehen hüftbreit parallel am Boden
Arme hängen neben dem Körper

Anzahl:

5mal wiederholen

‖‖➡	stemmen
⬛⬛⬛⬛⬛	spannen
▬▬▬▬▬	strecken
↘	Bewegungsrichtung
→	Bewegungsrichtung
⋯⋯➔	dehnen

Ausführung:

Füße in den Boden stemmen
Gesäßmuskeln spannen
Bauch einziehen
Rücken strecken
Kopf lang nach oben herausdehnen
Kinn etwas zur Brust ziehen
nun: Arme seitlich in Schulterhöhe anheben
Ellbogen beugen
Schulterblätter an die Wirbelsäule ziehen
einen Augenblick die Position halten
Spannung lösen
Übung wiederholen

Aufpassen:

gerade sitzen bleiben
Bauch gespannt halten
weiteratmen

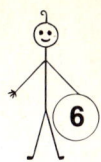

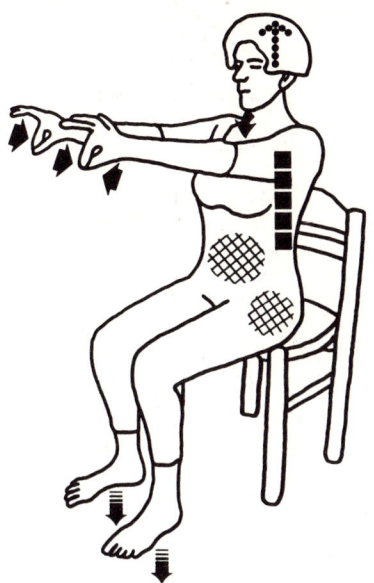

Ausgangsstellung:

Sitz auf dem Stuhl im vorderen Drittel
Füße stehen hüftbreit parallel am Boden
Arme hängen neben dem Körper

Anzahl:

3mal wiederholen

‖‖➡	stemmen
✕✕✕✕✕	spannen
■■■■	strecken
➤	Bewegungsrichtung
⋯➤	dehnen
➤	drücken

Ausführung:

Füße in den Boden stemmen
Gesäßmuskeln spannen
Bauch einziehen
Rücken strecken
Schultern etwas zurücknehmen
Kopf lang nach oben herausdehnen
Kinn etwas zur Brust ziehen
nun: Arme gestreckt nach vorn anheben
Finger spreizen
jeden Finger mit dem Daumen fest zusammendrücken
das Drücken einige Male wiederholen
Arme senken
Spannung lösen

Aufpassen:

gerade sitzen bleiben
weiteratmen

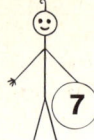

Vormittag

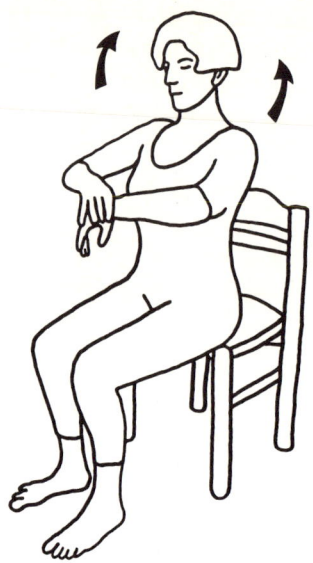

Ausgangsstellung:

Sitz auf dem Stuhl im vorderen
Drittel
Füße stehen hüftbreit parallel am
Boden
Arme hängen neben dem Körper

Anzahl:

4mal wiederholen

Ausführung:

geradesitzen
nach vorn schauen
nun: rechte Hand faßt die linke
Hand
einatmen: beide Arme über den
Kopf nach oben anheben
Hand lösen
ausatmen: beide Arme über die
Seite senken
Übung wiederholen

Aufpassen:

langsam mit der Atmung die Arme
bewegen
durch die Nase ein- und ausatmen

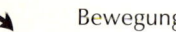 Bewegungsrichtung

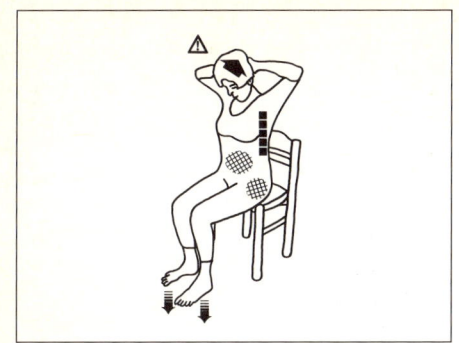

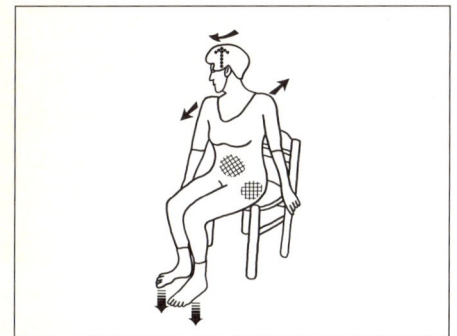

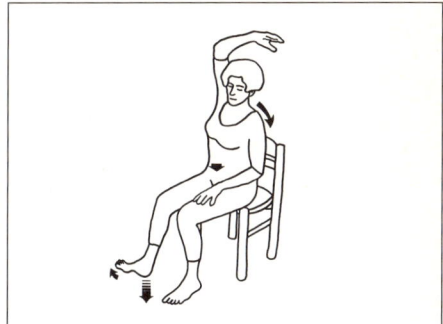

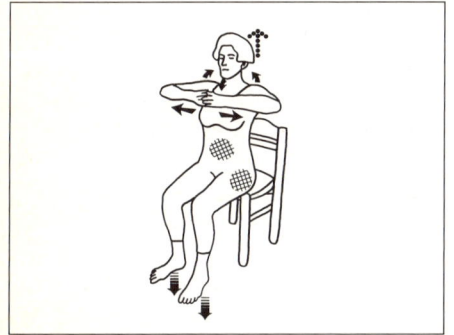

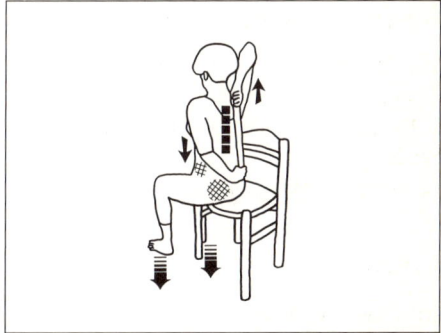

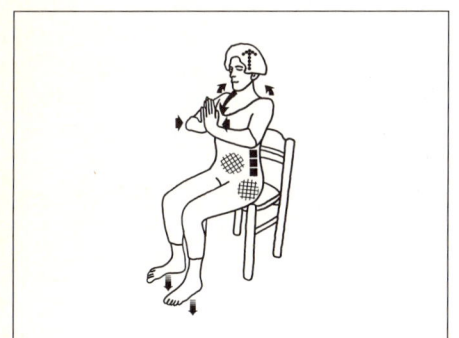

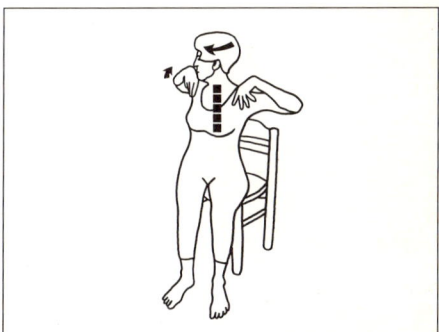

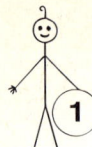

Nachmittag

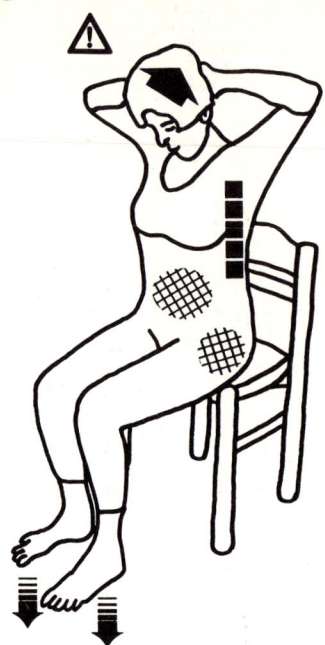

Ausgangsstellung:

Sitz auf dem Stuhl im vorderen Drittel
Füße stehen hüftbreit parallel am Boden
Arme hängen neben dem Körper

Anzahl:

3mal wiederholen

IIII➡	stemmen
✕✕✕✕✕✕	spannen
▪▪▪▪▪	strecken
▸	drücken
⚠	Vorsicht

Ausführung:

Füße in den Boden stemmen
Gesäßmuskeln spannen
Bauch einziehen
Rücken strecken
Kopf gerade halten
nun: Kopf langsam nach vorn sinken lassen
beide Hände gefaltet hinter den Kopf nehmen
Kopf vorsichtig gegen die Hände drücken und aufrichten
Hände geben dem Kopf Widerstand
Arme senken
Spannung lösen

Aufpassen:

der Kopf drückt,
nicht die Hände
weiteratmen

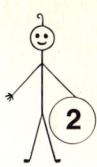

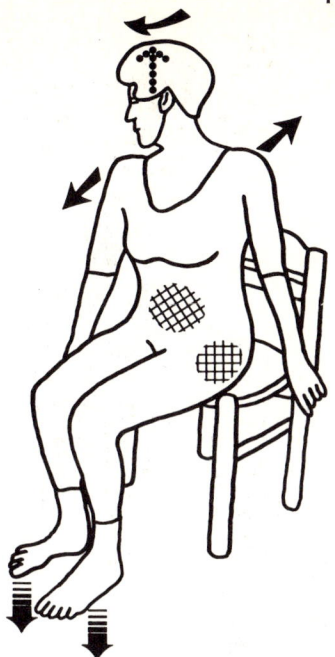

Ausgangsstellung:

Sitz auf dem Stuhl im vorderen
Drittel
Füße stehen hüftbreit parallel am
Boden
Arme hängen neben dem Körper

Anzahl:

2mal jede Seite üben

IIII➤	stemmen
xxxxxxxx	spannen
↘	Bewegungsrichtung
➔	Bewegungsrichtung
ᗜᗜᗜᗜᗜ	dehnen

Ausführung:

Füße in den Boden stemmen
Gesäßmuskeln spannen
Bauch einziehen
Rücken strecken
Kopf lang nach oben herausdehnen
Kinn etwas zur Brust ziehen
nun: rechte Schulter nach vorn ziehen
linke Schulter nach hinten nehmen
nun: Kopf langsam nach rechts drehen
über die rechte Schulter nach hinten
zum Boden schauen
einen Augenblick die Position halten
Kopf und Schultern zurückdrehen
Spannung lösen

Aufpassen:

Kopf langsam drehen
weiteratmen

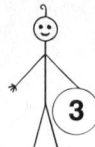

Nachmittag

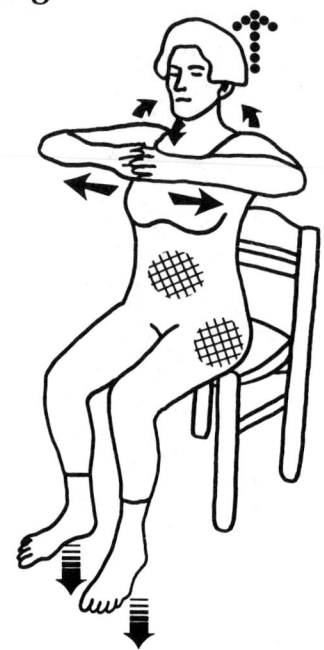

Ausgangsstellung:

Sitz auf dem Stuhl im vorderen Drittel
Füße stehen hüftbreit parallel am Boden
Arme hängen neben dem Körper

Anzahl:

3mal wiederholen

IIII➤	stemmen
✕✕✕✕✕	spannen
↘	Bewegungsrichtung
→	Bewegungsrichtung
┈┈➤	dehnen

Ausführung:

Füße in den Boden stemmen
Gesäßmuskeln spannen
Bauch einziehen
Kopf lang nach oben herausdehnen
Kinn etwas zur Brust ziehen
nun: Arme seitlich in Schulterhöhe anheben
Ellbogen beugen
Finger ineinanderhaken
Arme auseinanderziehen
Schulterblätter an die Wirbelsäule ziehen
einen Augenblick die Position halten
Hände lösen, Arme senken
Spannung lösen

Aufpassen:

nicht die Schultern hochziehen
Bauch gespannt halten
weiteratmen

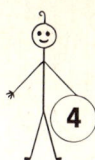

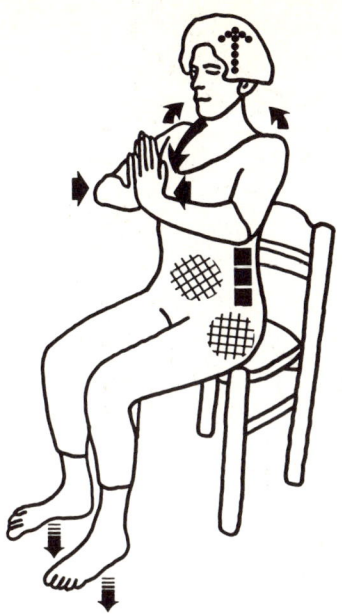

Ausgangsstellung:

Sitz auf dem Stuhl im vorderen
Drittel
Füße stehen hüftbreit parallel am
Boden
Arme hängen neben dem Körper

Anzahl:

3mal wiederholen

⫸	stemmen
⨯⨯⨯⨯⫸	spannen
▪▪▪▪▪	strecken
↱	Bewegungsrichtung
⤑	dehnen
➤	drücken

Ausführung:

Füße in den Boden stemmen
Gesäßmuskeln spannen
Bauch einziehen
Rücken strecken
Kopf lang nach oben herausdehnen
Kinn etwas zur Brust ziehen
nun: Hände in Brusthöhe flach gegen-
einanderlegen
Hände fest gegeneinanderdrücken
Schulterblätter an die Wirbelsäule
ziehen
einen Augenblick die Position halten
Hände lösen, Arme senken
Spannung lösen

Aufpassen:

nicht die Schultern hochziehen
Bauch gespannt halten
weiteratmen

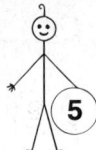

Nachmittag

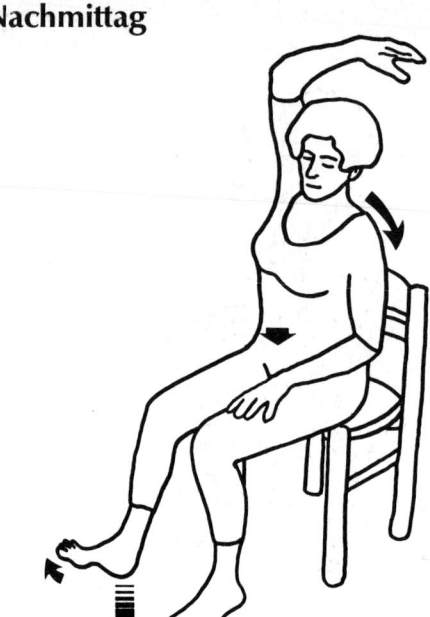

Ausgangsstellung:

Sitz auf dem Stuhl im vorderen
Drittel
Füße stehen hüftbreit parallel am
Boden
Hände liegen auf den Ober-
schenkeln

Anzahl:

2mal jede Seite üben

Ausführung:

geradesitzen
nach vorn schauen
nun: rechten Arm über den Kopf
anheben
Oberkörper etwas nach links neigen
rechte Fußspitze hochziehen
nun: rechte Gesäßhälfte auf den
Stuhl drücken
rechte Ferse in den Boden stemmen
einen Augenblick diese Position
halten
Spannung lösen
Arm senken
Oberkörper aufrichten
Fußspitze senken

Aufpassen:

nach vorn schauen
weiteratmen

  stemmen

Bewegungsrichtung

  drücken

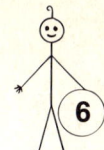

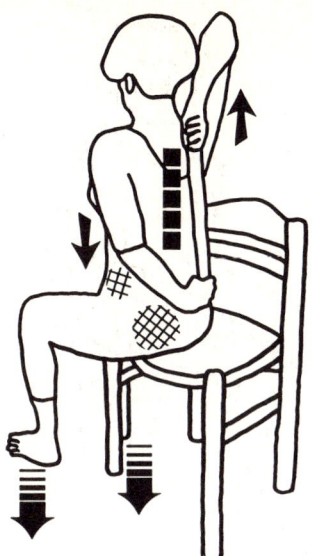

Ausgangsstellung:

Sitz auf dem Stuhl im vorderen
Drittel
Füße stehen hüftbreit parallel am
Boden
Arme hängen neben dem Körper

Anzahl:

3mal wiederholen

⫼▶	stemmen
⨯⨯⨯⨯⨯	spannen
▪▪▪▪▪	strecken
➜	Bewegungsrichtung

Ausführung:

Füße in den Boden stemmen
Gesäßmuskeln spannen
Bauch einziehen, Rücken strecken
Kopf gerade halten
nun: ein Lineal oder einen Schal mit
beiden Händen hinter dem Rücken
von oben und unten fassen
nun: das Lineal nach oben ziehen
einen Augenblick die Position halten
das Lineal nach unten ziehen
einen Augenblick die Position halten
Arme nach vorn nehmen
Spannung lösen

Aufpassen:

gerade sitzen bleiben
nicht nach vorn beugen
Bauch gespannt halten
weiteratmen

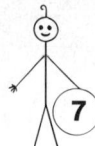

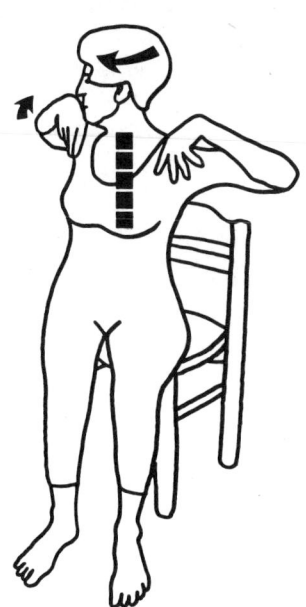

Ausgangsstellung:

Sitz auf dem Stuhl im vorderen
Drittel
Füße stehen hüftbreit parallel am
Boden
Arme hängen neben dem Körper

Anzahl:

2mal zu jeder Seite üben

Ausführung:

geradesitzen, Rücken strecken
Kopf geradehalten
Hände an die Schultern nehmen
rechten Ellbogen in Schulterhöhe
nach hinten führen
Oberkörper und Kopf drehen mit
nun: einatmen
beim Ausatmen Ellbogen und Oberkörper noch etwas weiter nach hinten drehen
einatmen, zur Mittelstellung zurückdrehen
ausatmen, Ellbogen an den Körper
senken
Übung wiederholen

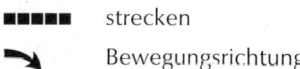 strecken

↘ Bewegungsrichtung

Aufpassen:

nicht federn
Ellbogen bleiben in Schulterhöhe

Bestellkarte

Ich bestelle aus dem Gustav Fischer Verlag über die Buchhandlung:

....

00575 .... Expl. Dreher-Edelmann, **Wirbelsäulengymnastik,** DM 39,80

.... Expl. ....

.... Expl. ....

.... Expl. ....

.... Expl. ....

.... Expl. ....

.... Expl. ....

.... Expl. ....

Preisänderungen vorbehalten.

Datum: .... Unterschrift: ....

Aktuelle Buchtips

Winkel
Wichtige Informationen bei Rückenbeschwerden
Wie helfe ich mir selbst? Wie vermeide ich Rückenbeschwerden?
. Aufl. 1991. VIII, 36 S., div. Abb., kt. DM 12,80

Lucera
Krankengymnastische Übungen mit und ohne Gerät
. Aufl. 1992. XII, 334 S., 2192 Übungen auf 306 Bildtaf., Ringheftung DM 39,80

Lucera
Gruppengymnastik
Anleitung zu Spielen unter besonderer Berücksichtigung psychologisch-psychiatrischer Gesichtspunkte
. Aufl. 1986. VIII, 87 S., 269 Übungsabb., Ringheftung DM 22,80

Lucera
Gymnastik mit dem Hüpfball
. Aufl. 1991. VIII, 70 S., 270 Übungsbilder auf 70 Bildseiten, kt. DM 14,80

Risch
Gesunder Rücken — Gesunder Nacken
Wege zur Selbsthilfe
1989. XII, 123 S., 294 Fotos, Ringheftung DM 44,—

Risch
Gesunde Füße und Beine
Fuß- und Beingymnastik
Venentraining
2. Aufl. 1988. X, 147 S., zahlr. Abb., Ringheftung DM 24,80

Wolf-Massarweh
Fuß-Gymnastik
Ergänzt durch Übungen im Wasser, mit Musik, Sprache und Pantomime
1984. X, 160 S., 80 Abb., zahlr. Notenbeispiele, Ringheftung DM 32,80

Beyschlag
Altengymnastik und kleine Spiele
Anleitung für Übungsleiter in Heimen, Begegnungsstätten und Verbänden
4., erg. Aufl. 1990. XVI, 185 S., 70 Abb. auf 15 Bildtafeln, kt. DM 26,—

Preisänderungen vorbehalten

Rößler
Krankengymnastische Gruppenbehandlung mit Pfiff
1988. VIII, 324 S., 298 Abb., Ringheftung DM 58,—
(Mengenpreis ab 20 Expl. je DM 52,—)

Kohlrausch
Rheuma-Gymnastik
Eine Anleitung auch für Ungeübte und Ältere
4. Aufl. 1987. 80 S., 163 Abb., Ringheftung DM 16,80

Krahmann
Bewegungstherapie im Sitzen
In Fortführung der Hockergymnastik nach W. Kohlrausch und H. Teirich-Leube
1991. VIII, 90 S., 69 Abb., Ringheftung DM 29,80

Jung
Nimm den Stuhl und übe
Eine Gymnastik rund um den Stuhl
2. Aufl. 1989. X, 67 S., zahlr. Zeichnungen, Ringheftung DM 19,80

Absender:

....

....

....

Falls keine Buchhandlung bekannt, bitte ein-
senden an:

Gustav Fischer Verlag
Postfach 72 01 43
W-7000 Stuttgart 70

☐ Schicken Sie mir kostenlos Ihren Prospekt:
Gymnastik, Tanztherapie, Krankengymnastik

Dreher-Edelmann, Halswirbeisäule
VI. 92. 4,4. nn. Printed in Germany

Bitte
ausreichend
frankieren

Werbeantwort/Postkarte
An die Buchhandlung